Nikita Joshi
Sangeeta Golwalkar
Kishor Chougule

Ortodontia Lingual

Nikita Joshi
Sangeeta Golwalkar
Kishor Chougule

Ortodontia Lingual

Ortodontia Lingual - uma abordagem invisível

ScienciaScripts

Imprint
Any brand names and product names mentioned in this book are subject to trademark, brand or patent protection and are trademarks or registered trademarks of their respective holders. The use of brand names, product names, common names, trade names, product descriptions etc. even without a particular marking in this work is in no way to be construed to mean that such names may be regarded as unrestricted in respect of trademark and brand protection legislation and could thus be used by anyone.

Cover image: www.ingimage.com

This book is a translation from the original published under ISBN 978-620-8-11693-4.

Publisher:
Sciencia Scripts
is a trademark of
Dodo Books Indian Ocean Ltd. and OmniScriptum S.R.L publishing group

120 High Road, East Finchley, London, N2 9ED, United Kingdom
Str. Armeneasca 28/1, office 1, Chisinau MD-2012, Republic of Moldova, Europe
Managing Directors: Ieva Konstantinova, Victoria Ursu
info@omniscriptum.com

Printed at: see last page
ISBN: 978-620-8-21116-5

Índice

1. Introdução

Na vida nada é igual, tudo muda, e o mesmo se passa com a ortodontia. O desenvolvimento de numerosas técnicas ortodônticas, associado a progressos notáveis do ponto de vista tecnológico comercial, permitiu atingir padrões ortodônticos excecionalmente elevados.

De facto, hoje em dia não há limites para a solução de qualquer tipo de má oclusão, quer seja dentária ou esquelética, com uma elevada percentagem de sucesso. Não há muito tempo, a terapia ortodôntica era vista pelo público, e por muitos operadores ortodônticos, como um tratamento para crianças ou para pacientes dentro de uma determinada faixa etária. Como resultado, a indústria tem tentado melhorar os aspectos estéticos do aparelho, introduzindo braquetes miniaturizados, em plástico ou porcelana, numa tentativa de tornar o período de tratamento esteticamente satisfatório para aumentar a faixa etária do tratamento.

Os pacientes adultos querem tratamento ortodôntico e querem um aparelho esteticamente mais aceitável, como evidenciado pelo advento e interesse no tipo de aparelhos Invisalign. Pacientes, dentistas e ortodontistas, estes últimos talvez com relutância no início, abraçaram este tipo de terapia com aparelhos.

Apesar da sua popularidade, nós, como ortodontistas, estamos conscientes de que estes alinhadores têm as suas limitações e não são, de forma alguma, a resposta para todas as más oclusões. Por outro lado, a ortodontia lingual oferece ao ortodontista um controlo tridimensional fixo sobre o movimento dentário, um conceito com o qual todos estamos familiarizados e que, na sua maioria, é mais confortável e serve também para fins estéticos. No entanto, a ortodontia lingual representa a única solução para os pacientes do ponto de vista estético.

Uma das principais críticas feitas à técnica lingual era o facto de não ser possível atingir o padrão de acabamento final que é possível com o aparelho labial. Com os brackets, fios de arco e técnicas que têm sido desenvolvidas, é agora possível igualar os padrões alcançados com as técnicas labiais. Para contrariar esta crítica, é essencial que os praticantes da técnica lingual se esforcem continuamente por atingir os padrões mais elevados no acabamento dos seus casos.

Alguns clínicos ainda afirmam que a LO não é uma opção legítima e que os resultados da ortodontia lingual são inferiores aos obtidos com a ortodontia labial. De facto, o oposto é frequentemente verdadeiro. Acreditamos que as vantagens da LO como opção de tratamento são maiores do que as desvantagens, e ela deve ser considerada como uma opção legítima e igualmente boa a qualquer outra modalidade de tratamento. Ainda assim, há muito mais a ser feito no campo da LO para além da publicação de mais livros de texto. Algumas desvantagens ainda a serem superadas são:

- Melhoria da conceção dos suportes para os tornar mais pequenos, mais fáceis de ligar e
mais suave para a língua.

- Redução da distorção da fala durante as fases iniciais do tratamento, o que pode ser perturbador para o paciente
paciente.

- A adição de formação em ortodontia lingual aos programas de graduação ou pós-graduação em ortodontia
nas universidades de todo o mundo.

- Redução dos honorários elevados através de melhorias na conceção e na técnica, o que, por sua vez, reduzirá o tempo de trabalho do ortodontista.

É importante lembrar que não é o aparelho que determina o padrão do resultado final, é o clínico que manuseia o aparelho que determina o resultado final, e essa filosofia se aplica igualmente a ambas as técnicas. Assim, a Ortodontia Lingual é hoje uma realidade e representa a melhor solução para satisfazer as necessidades estéticas do paciente sem o risco de comprometer a eficiência biomecânica. De facto, em alguns tipos de má oclusão, aumenta a eficiência. Durante os últimos anos, o trabalho de alguns especialistas levou à sistematização dos principais passos da técnica lingual, permitindo uma abordagem mais fácil para ortodontistas menos experientes.

2. Revisão da literatura

O aparelho lingual não foi consequência de uma exigência estética, mas foi iniciado no Japão por **Kinja Fujita** ,[12] para satisfazer as necessidades ortodônticas de pacientes que praticavam artes marciais e participavam de esportes como o futebol, para proteger os tecidos moles (lábios e bochechas) de um possível impacto contra os braquetes. Fujita1 (1979) foi o primeiro a desenvolver a técnica do braquete múltiplo lingual, utilizando o fio do arco em forma de cogumelo para compensar a anatomia lingual irregular. Seu braquete lingual tinha um slot oclusal aberto e um pino de trava inserido mesiodistalmente3.

O Dr. Craven Kurz, um ortodontista, então professor assistente de oclusão e gnatologia na Faculdade de Medicina Dentária da UCLA, descobriu que a sua prática ortodôntica privada era cada vez mais dominada por pacientes adultos. Como muitos dos seus pacientes eram figuras públicas, a estética tornou-se uma preocupação importante. Uma paciente em particular, que era funcionária do Playboy Bunny Club, apresentou-se no seu consultório a pedir tratamento. Devido à sua posição pública, ela recusou aparelhos labiais de metal ou plástico por razões estéticas. A partir de sua demanda por um aparelho que não aparecesse, nasceu o conceito de um aparelho colado lingualmente. Após muitos conselhos e consultas de colegas ortodônticos, particularmente.

O Dr. Jim Mulick, também da Faculdade de Medicina Dentária da UCLA, o Dr. Kurz desenvolveu o primeiro aparelho lingual verdadeiro[4,] 5. O aparelho consistia em braquetes plásticos Lee Fisher colados na face lingual da dentição anterior e braquetes metálicos colados na face lingual da dentição posterior. Os braquetes anteriores de plástico foram selecionados devido à facilidade de os recontornar e remodelar para evitar o contacto direto com os dentes opostos. Revisão da literatura. O progresso do tratamento foi monitorizado de perto durante esta tentativa inicial de tratamento lingual. Não surpreendentemente, o Dr. Kurz descobriu que as forças oclusais produziam uma força de cisalhamento nos braquetes dos incisivos superiores, criando uma alta taxa de falha na colagem.

Além disso, os braquetes eram desconfortáveis e irritavam a língua do paciente .[6,7] Devido à maior dificuldade no tratamento de casos por lingual, a colocação precisa do braquete é de extrema importância e é muito facilitada por uma técnica de colagem indireta. Assim, a técnica de colagem indireta foi modificada consideravelmente para aplicação lingual em virtude da experiência e contribuição da Força Tarefa Lingual e dos muitos clínicos que estão avaliando o aparelho lingual 8,9

Gorman, Hilgers, e Smith[10] (1982) forneceram diretrizes para a seleção cuidadosa de pacientes, com base nas experiências dos membros da Task Force depois de iniciarem a terapia lingual num total de 300 pacientes

Paige[11] (1982) desenvolveu a técnica do fio leve lingual utilizando brackets de fio leve Begg nas superfícies linguais, inicialmente com o bracket Begg TP 256-500, com a ranhura na direção gengival. Mais tarde, utilizou um bracket combinado Unipoint com a ranhura orientada na direção incisal oclusal devido à necessidade de ter uma "asa" gengival para colocar módulos elásticos em cadeias elásticas contínuas **Alexander, Gorman**[12] (1983) As diretrizes de tratamento categorizadas são o resultado de dois ou mais anos de experiência lingual compilada por sete profissionais de diferentes origens e filosofias de tratamento.

Moran[13] (1984) analisou os problemas mecânicos envolvidos na ortodontia lingual, e constatou que as técnicas convencionais de ligadura de aço usadas em braquetes faciais não são tão eficazes para braquetes linguais, porque o slot do braquete lingual é altamente torcido em relação à sua base. Assim, descreveu um método de ligadura eficaz para aparelhos linguais.

Aguirre[14] (1984) devido à maior dificuldade em tratar casos a partir da lingual, a colocação exacta dos brackets é da maior importância e é muito facilitada por uma técnica de ligação indireta.

Michael Diamond[15] (1984) sugeriu que o Perireflector é um espelho combinado, retractor de língua e ejetor de saliva que pode simplificar os procedimentos de colagem na arcada superior. Ele isola a área operatória, aumenta a luminosidade e permite que se veja toda a área, mantendo as duas mãos livres, pois a colocação direta de braquetes na ortodontia lingual requer um campo operatório seco e isolado, e a língua, saliva e deglutição do paciente tornam a colagem lingual direta uma experiência estressante, difícil e demorada.

Smith et al[16,17] (1986) propuseram doze chaves para o sucesso que reflectem esta experiência adicional e que devem ajudar o ortodontista que está a tentar integrar a ortodontia lingual. Uma abordagem sistemática à terapia lingual com melhorias significativas no desenho e colocação de brackets evoluiu e vários casos concluídos foram relatados com excelentes resultados.

Peter Yen[18] (1986) desenvolveu a técnica do fio de luz Begg lingual que utiliza fio de luz Begg normal e braquetes labiais Begg. Os braquetes labiais de incisivos inferiores TP 256-500 mini-mesh, que têm bases de ligação estreitas, são usados tanto para os incisivos superiores como para os inferiores. Os brackets são adaptados aos modelos de estudo para se adaptarem às superfícies linguais de cada dente. A mini-malha pode ser rectificada para a tornar mais estreita. Os braquetes labiais dos incisivos laterais superiores são adaptados às cúspides, e os braquetes labiais curvos das cúspides superiores às bicúspides. Normalmente, é necessária pouca remodelação.

Behrents & Stanley[19] (1987) desenvolveram a técnica de transiluminação para a colagem lingual. Com esta técnica, o tempo de trabalho é totalmente controlado pelo operador. O excesso de material de colagem pode ser removido em qualquer altura antes do processo de polimerização. O método funciona tanto para attachments individuais como para retentores linguais. As forças de ligação obtidas com esta técnica são clinicamente comparáveis às dos sistemas quimicamente curados.

Creekmore[20] (1988) desenvolveu uma técnica completa com braquetes linguais de slot vertical, juntamente com um sistema de laboratório chamado The Slot Machine System A biomecânica dos seus braquetes linguais foi baseada nos seus anteriores braquetes labiais uni-twin, que aumentaram a distância entre braquetes mas mantiveram o controlo de rotação com asas. Gorman et al. 21 (1991) compararam os efeitos do tratamento com aparelhos fixos vestibulares e linguais com um estudo cefalométrico e este estudo não revelou diferenças estatisticamente significativas nos resultados do tratamento entre aparelhos vestibulares e linguais.

Pablo Echarri[22] (198 8) propôs a Ortodontia Lingual Segmentar em Casos Pré-protéticos que oferece várias vantagens em casos pré-protéticos, incluindo estética, eficiência, mecânica relativamente simples e confortável, e, finalmente, a capacidade de manter os resultados com próteses fixas.

Huge[23] (1998) introduziu a técnica CLASS que oferece um método de colocação de brackets linguais que tem em conta as discrepâncias anatómicas nas superfícies linguais dos dentes. Isto é conseguido através da construção de uma configuração de diagnóstico ideal a partir de um modelo de configuração duplicado da má oclusão original do paciente. Esta configuração ideal ou modelo é então utilizado como guia físico para colocar os brackets linguais numa configuração ideal e estes são transferidos para o molde da má oclusão. Nesta altura, são fabricadas moldeiras de transferência para que os brackets possam ser entregues através do método de ligação indireta. A máquina TARG foi lançada pela Ormco Society em 1984 como uma ajuda importante para a técnica laboratorial.

Fillon[24] (1998) apercebeu-se que faltava uma caraterística importante na TARG original e acrescentou um dispositivo de medição preciso à máquina TARG original para permitir a compensação das diferentes espessuras entre os dentes.

A técnica de **Toshiaki Hiro**[25,26] (1999) baseia-se na preparação de um modelo de configuração e os brackets são posicionados e colocados no modelo de configuração com a ajuda de um fio retangular rígido de tamanho normal. As moldeiras de transferência para cada bracket são feitas individualmente e transferidas diretamente do modelo de preparação para a boca As vantagens desta técnica são a sua simplicidade e o seu custo mais baixo em comparação com as anteriores.

Rummel, Wiechmann et al.[27] (1999) descreveram que a excelência consistente na finalização do tratamento ortodôntico lingual requer o acoplamento da colocação precisa dos braquetes com a dobragem exacta do fio. A tecnologia CAD/CAM foi recentemente aplicada no desenvolvimento de instrumentos para dobrar com precisão os fios ortodônticos prescritos. Este sistema, denominado Orthomate (anteriormente Bending Art), é composto por um scanner, um programa CAD e um robot para dobragem automática do fio.

Neumann, Holtgrave[30] (1999) introduziram os braquetes linguais autoligáveis Philippe 2D que proporcionam um controlo bidimensional, foram sugeridos para a correção de más oclusões simples, tais como apinhamentos ou espaçamentos menores com a técnica lingual que não requerem movimentos dentários de 3ª ordem, estes braquetes não têm ranhura; incluem pequenas asas soldadas à base dos braquetes. As asas são utilizadas para fixar o fio do arco à base dos brackets.

Canikligou, Yildiz[29] (2000) descreveram um aparelho auxiliar de mordida temporariamente fixo chamado Guray bite raiser fixado em tubos molares na presença de mordidas cruzadas anteriores, os brackets linguais inferiores são cortados por forças de mordida e para permitir o movimento dentário desobstruído.

Hong[30] (2000) introduziu a técnica do fio de arco Tandem no braquete lingual

Fujita. No sistema de braquetes linguais Fujita multisloted, a técnica do arco Tandem é utilizada para tratar a má oclusão de forma simples e eficiente e também inclui a prevenção da reação indesejável gerada durante o nivelamento e o alinhamento e evita o efeito de curvatura vertical nos espaços de extração durante o encerramento do espaço e durante o pormenor final.

A Geron[31] (2000) introduziu um novo dispositivo para brackets linguais que oferece uma técnica de colagem direta relativamente simples, mas precisa, e um sistema de laboratório no consultório para preparar uma moldeira para transferências de colagem indireta de prescrições de brackets labiais para brackets linguais.

Taeweon Kim[32] (2000) introduz um novo método de ligação indireta - o Sistema de Núcleo de Resina Conversível (CRCS) - que mantém os brackets suficientemente estáveis para um posicionamento preciso e utiliza os mesmos materiais para uma re-ligação precisa quando necessário.

Park, Choy, Lee e Kim[33] (2000) demonstraram que a mecânica do braço de alavanca lingual pode ser eficaz na produção do movimento da raiz anterior, uma vez que um dos problemas mais difíceis de ultrapassar na ortodontia lingual tem sido o controlo do torque dos dentes anteriores.

Kyoto Takemoto, Scuzzo[34] (2001) introduziram o conceito de arco reto na ortodontia lingual, substituindo a forma de arco em cogumelo de Fujita1 , pois, à medida que as coroas clínicas de um molde de gesso eram cortadas, as distâncias vestibulolingual na margem gengival não variavam muito. Isso levou a concluir que os arcos retos poderiam ser usados na ortodontia lingual se fossem colocados o mais próximo possível da margem gengival.

Lee et al.[35] (2001) apresentaram um caso de ancoragem de microimplantes para o tratamento lingual de uma má oclusão esquelética de classe II e demonstraram que os microimplantes podem proporcionar uma ancoragem fiável e absoluta para o tratamento ortodôntico lingual, bem como para o tratamento labial.

Neumann, Holtgrave[36] (2002) que sugeriram a utilização de brackets labiais autoligáveis SPEED para aplicação na técnica lingual A utilização de brackets autoligáveis em ortodontia lingual que foi apresentada pela primeira vez.

Goren, Zoizner et al[37] (2002) mostraram que a distância no plano sagital do centro de resistência de um braquete lingual é muito menor do que entre um braquete vestibular, portanto, o movimento de intrusão pura na ortodontia lingual estará mais próximo do movimento corporal, mas essa distância é maior no plano vertical, portanto o movimento de retração na ortodontia lingual resultará em um momento de força maior do que na ortodontia vestibular, o que torna mais difícil preservar ou corrigir o torque do incisivo durante a retração.

Kyung[38] (2002) desenvolveu um posicionador de brackets em forma de cogumelo que pode determinar a inclinação, altura e angulação exactas do bracket simultaneamente no modelo de configuração do doente.

Brite Melsenet et al.[39] (2002) desenvolveram o Ray Set que permite ao clínico colar brackets pré-ajustados para que os resultados reflictam os valores prescritos, independentemente de quaisquer variações na altura do bracket e na forma dos dentes individuais. Como resultado, uma vez que um fio de tamanho normal é inserido, as superfícies vestibulares serão submetidas às correções de 1ª, 2ª e 3ª ordem desejadas, sem necessidade de dobras de acabamento.

Hohoff, Stamm et al.[40] (2000) compararam 3 aparelhos linguais colados através de análise auditiva e avaliação subjectiva Todos os aparelhos linguais induziram uma diminuição significativa do desempenho sonoro e do conforto oral. Entretanto, eles variaram significativamente em relação ao grau de comprometimento. Quanto menor o aparelho, menos pronunciadas as alterações induzidas por ele. Ao utilizar braquetes personalizados de perfil mais baixo, o ortodontista pode aumentar significativamente o conforto do paciente e reduzir significativamente os prejuízos no desempenho sonoro, em comparação com braquetes pré-fabricados de dimensões maiores.

Wiechmann et al[41] (2003) apoiaram a individualização da base do bracket, um processo utilizado em vários processos laboratoriais e sempre essencial na técnica lingual, para que cada dente tenha o seu próprio bracket personalizado e desenvolveram brackets e fios de arco personalizados para o tratamento ortodôntico lingual.

Geron et al.[42] (2003) descreveram seis chaves para o controlo da ancoragem ortodôntica lingual, que proporcionam um fecho eficaz do espaço com uma mecânica de deslizamento e cumprem simultaneamente todos os objectivos do tratamento ortodôntico lingual, evitando a utilização de um sistema de anéis incómodo.

Echarri et al[44] (2004) introduziram um sistema de moldeira dupla para colagem indireta que permite ao clínico transferir as posições dos brackets para os dentes do paciente rapidamente e sem distorção, remover a moldeira de transferência após a colagem sem deslocar os brackets e voltar a colar os brackets com precisão em qualquer altura durante o tratamento.

Geron et al.[45] (2004) compararam o efeito de forças intrusivas/extrusivas vestibulares e linguais na movimentação dentária e mostraram que, na ortodontia vestibular, uma força de extrusão resultava em movimento radicular vestibular de uma retroinclinação de 20 até uma proclinação . Na Ortodontia Lingual, o movimento radicular labial ocorreu apenas quando o dente estava proclinado mais de 20. Em todas as outras inclinações dentárias, ocorreu o movimento radicular lingual. O movimento dentário oposto ocorreu quando uma força intrusiva foi aplicada. A aplicação de uma força vertical tem efeitos clínicos diferentes na movimentação dentária com aparelhos vestibulares e linguais. A aplicação de uma força lingual é mais complicada, e seu efeito na movimentação dentária depende da posição do braquete e da inclinação inicial do dente.

Kyung et al.[46] (2004) desenvolveram um novo posicionador lingual de braquetes em cogumelo com fio liso que possibilita a utilização de aparelhos linguais pré-ajustados com arcos pré-formados e a aplicação deste aparelho lingual com fio liso em conjunto com um novo micro implante para ancoragem esquelética.

Park, Lee, Lim, Kim[47] (2004) determinou um novo método de medição com um pino em um testador de fricção de disco para a medição da força de fricção entre braquetes linguais e fios. Um braquete lingual é diferente de um braquete labial nas dimensões e em alguns aspectos clínicos.

A influência da saliva artificial também foi avaliada. Foram utilizadas duas marcas de braquetes linguais e uma marca de braquete labial padrão com slot de 0,018 polegadas. Foram utilizados fios de três ligas (aço inoxidável [SS], Ormco; b-Titânio [TM], Ormco; cobalto-cromo [EL], RMO) com dimensões de 0,016 x 0,022 e 0,017 x 0,025 polegadas.

Kawakami et al[48] (2004) apresentaram um caso de protrusão bi alveolar tratado com extração do segundo pré-molar. O paciente não concordou com a colocação de um aparelho labial visível ou com o uso de um aparelho extrabucal. Por conseguinte, foi utilizado um aparelho ortodôntico lingual e foram colocados parafusos de titânio no osso alveolar vestibular para ancoragem ortodôntica absoluta e suporte da retração em massa dos dentes anteriores, o que sugere que o tratamento lingual combinado com uma ancoragem de implante tipo parafuso proporciona resultados fiáveis e confortáveis para quem procura um tratamento invisível.

Geron[49] (2004) descreveu os problemas previstos no tratamento ortodôntico lingual de pacientes com doença periodontal avançada, e como evitar e superar esses problemas. O sucesso do tratamento de pacientes adultos com doença periodontal avançada é um desafio para o ortodontista que utiliza a terapia com aparelho lingual, que é a técnica preferida por muitos pacientes adultos devido à sua relativa invisibilidade. A técnica lingual tem demonstrado ser capaz de corrigir más oclusões severas, como a mordida profunda, bem como casos de mordida aberta. No entanto, a mecânica do tratamento é diferente da técnica labial e requer considerações diferentes

Magali et al.[50] (2005) descreveram o sistema lingua care, um aparelho gerado por computador, que utiliza a digitalização tridimensional por computador para garantir a eficiência do movimento dentário, desenhando braquetes e placas de ligação especificamente para cada dente individual, com a ranhura do braquete na posição mais vantajosa na superfície lingual da dentição. Uma série de arcos é criada por um robô de dobragem de arame para atingir os objectivos de tratamento do ortodontista. A dobragem de arcos à mão seria difícil e reduziria a eficiência deste aparelho.

Cacciafesta et al[51] (2005) descreve a utilização de compósitos reforçados com fibra como reforço de ancoragem em pacientes adultos tratados com os novos aparelhos linguais bidimensionais.

Caniklioglu, Ozturk[52] (2005) realizaram um estudo para determinar as diferenças de desconforto entre os pacientes tratados com braquetes ortodônticos linguais e labiais e sugeriram que, após o período de desconforto inicial, apenas uma pequena percentagem (10%) dos pacientes ortodônticos linguais relatou algum obstáculo devido ao seu tratamento

Hyun Park[53] (2006) mostra como um único mini-implante pode ser eficaz no suporte de um arco transpalatino (TPA) durante o tratamento ortodôntico lingual. No molde de trabalho, soldar um fio de aço inoxidável redondo de 0,036" às bandas do primeiro molar e a um fio de conexão de aço inoxidável redondo de 0,028". Soldar ganchos de latão ao TPA para a aplicação da força de retração anterior. Esta é fornecida por molas de bobina fechada ou por uma corrente elástica ligada aos braços de alavanca anteriores que estão ligados ao fio da arcada lingual.

Shpack, Geron et al.[54] (2007) examinaram a precisão final da colocação de brackets nos sistemas labial vs lingual e nas técnicas de ligação direta vs indireta. Foram selecionados 40 moldes dentários pré-tratamento de 20 indivíduos. Para cada molde dentário, foram comparados quatro tipos de colocação de brackets: direto labial (LbD), indireto labial (LbI), direto lingual (LgD) e indireto lingual (LgI). A colagem direta foi realizada com os moldes apoiados numa cabeça de manequim. Os brackets labiais foram orientados com um medidor de Boone e os brackets linguais foram orientados com o sistema Lingual-Bracket-Jig e concluiu-se que os sistemas labial e lingual têm o mesmo nível de imprecisão. Para ambos os sistemas, a colagem indireta reduz significativamente o TqE e a RotD.

Prieto, Ishikawa e Prieto[55] (2007) descreveram o Sistema de transferência indireta guiada por sulco para brackets linguais com sulcos em forma de U com 2 mm de largura, 1,5 mm de altura e 1 mm de profundidade, que são esculpidos nas superfícies linguais dos moldes de pré-tratamento com uma broca cilíndrica sob irrigação. Os sulcos nos segmentos anteriores devem ser esculpidos no terço incisal dos dentes; os das regiões posteriores devem ser esculpidos nas porções cervicais dos dentes. Para copiar cada molde, os sulcos são preenchidos com um silicone mais macio, sendo depois vertido um silicone mais denso na moldeira de impressão. Depois de os dentes serem separados com tiras de película de raios X, é feito um novo molde. Uma boa cópia dos sulcos é essencial para a exatidão do processo de transferência e os novos moldes são utilizados para a preparação.

Wiechmann et al.[56] (2008) introduziram o aparelho de Herbst como um elemento da ortodontia lingual. A interface entre o aparelho ortodôntico lingual e o telescópio consiste numa base de pivot labial feita à medida, concebida por computador e fabricada por computador (CAD/CAM), ligada às bandas feitas à medida dos molares superiores e dos caninos inferiores.

William et al.[57] (2010) introduziu a mola de abertura bi-helix, que é um auxiliar barato, feito sob medida, que é facilmente encaixado no lugar após a colagem e o encaixe do dente bloqueado, sem a remoção do arco. Como o alinhamento e a abertura de espaço são realizados simultaneamente, o tempo de tratamento é reduzido A inserção e a compressão de uma mola de bobina aberta são difíceis e sensíveis do ponto de vista técnico, devido às distâncias estreitas entre os braquetes, mesmo que um dente bloqueado labialmente não esteja preso ao arco na ortodontia lingual

Scuzzo et al[58] (2010) introduziram um novo braquete do Sistema Lingual Leve STb. A sua ranhura horizontal de .018" x 025", feita de aço inoxidável 17-4PH fresado, é mais estreita mesiodistalmente do que a versão anterior, o que aumenta a distância interbraquetes e, assim, reduz tanto a força transmitida pelo fio como a resistência à mecânica de deslizamento.

Demling et al.[59] (2010) realizaram um estudo preliminar sobre o efeito a curto prazo de aparelhos ortodônticos linguais fixos e personalizados nos parâmetros periodontais e microbianos, com uma amostra composta por 20 indivíduos (6 homens e 14 mulheres) com uma idade média de 22,3 anos 6 8,6 anos. Antes (T0) e 4 semanas após a colocação (T1) de aparelhos linguais personalizados apenas nos dentes inferiores, foram medidos o índice de placa (IP), a profundidade de bolsa à sondagem (PPD) e a hemorragia à sondagem (BOP). Mesmo a curto prazo, a inserção de aparelhos linguais fixos induziu um agravamento dos parâmetros periodontais restritos aos sítios linguais colados.

Didier Fillion[60] (2011) desenvolveu um tratamento alternativo de fio reto lingual com o sistema Orapix para fabricar aparelhos linguais a partir de uma configuração virtual. O sistema Orapix coloca os brackets virtuais em posições específicas escolhidas pelo utilizador e, em seguida, reproduz com precisão essas posições dos brackets na clínica. Isto permitiu o desenvolvimento de uma técnica de fio reto lingual que elimina as desvantagens dos arcos em cogumelo, ao mesmo tempo que reduz a espessura das almofadas de resina dos incisivos.

Niansong Ye et al[61] (2011) e colegas contribuíram com um artigo fascinante no qual descrevem a utilização de tomografia computorizada de feixe cónico (CBCT), desenho assistido por computador e impressão tridimensional para produzir um aparelho lingual personalizado. Os brackets são posicionados com precisão nas superfícies linguais por meio de gabaritos de ligação indireta produzidos com uma impressora 3D.

Gilbert[62] (2011) apresentou um sistema para projetar e dobrar fios de arco com mais precisão e rapidez, chamado LAMDA (Lingual Arch wire Manufacturing and Design Aid). O software foi desenvolvido no Departamento de Investigação e Desenvolvimento da Smile Center Dental Specialties, na Cidade do México. O robô de dobragem de arame foi concebido para ser utilizado no consultório, antes ou depois da colagem dos brackets, eliminando assim as despesas de laboratório externo e o atraso na espera do envio dos arames. Este robô efectua apenas dobras de 1ª ordem; as outras duas dimensões são acomodadas utilizando o conhecido sistema de colagem Hiro.

Proffit et al[63] (2011) avaliaram o método de quantificação das discrepâncias de posição dentária em três dimensões, necessário para a avaliação da precisão de uma técnica ortodôntica lingual CAD/CAM e mostraram que estes aparelhos ortodônticos linguais totalmente personalizados foram precisos na consecução dos objectivos planeados na configuração inicial, tanto para os parâmetros posicionais como rotacionais, exceto para a quantidade total de expansão planeada e a inclinação nos segundos molares.

Prieto et al[64] (2012) desenvolveram um sistema de fio reto que poderia ser clinicamente eficaz, bem como menos dispendioso, o que levou à conceção e produção do braquete Prieto Straight Wire, quando os braquetes noutros sistemas são posicionados demasiado perto da margem gengival, no entanto, é mais provável que ocorra inflamação. Para evitar este problema, no braquete Prieto Straight Wire a ranhura anterior do braquete é colocada na extremidade gengival do braquete, mas as asas de ligação gengival são mais altas e, portanto, mais afastadas do tecido mole do que noutros sistemas.

Khattab et al[65] (2012) compararam o desempenho da fala com base numa análise auditiva e sonagrafia e os níveis de comprometimento oral entre aparelhos ortodônticos fixos linguais e labiais. Trinta e quatro pacientes com má oclusão de Classe I divisão 1 e apinhamento moderado dos dentes superiores foram distribuídos aleatoriamente em dois grupos. Dezassete pacientes foram tratados com aparelhos fixos linguais, enquanto 17 pacientes foram tratados com aparelhos fixos labiais convencionais. O desempenho da fala foi testado através da análise espectrográfica do som fricativo /s/ antes, imediatamente após (T1), 1 mês após e 3 meses após a colocação do aparelho. Os níveis de comprometimento oral foram avaliados através de questionários padronizados. O aparelho lingual é mais problemático do que o labial em termos de articulação da fala. Embora os pacientes com ambos os aparelhos sofressem de diferentes graus de comprometimento oral, os pacientes com aparelhos linguais tiveram mais efeitos adversos, particularmente durante o primeiro mês de tratamento.

3. História da ortodontia lingual

"Ninguém pode saber muito de ciência se não compreender a sua história" - Edward Angle

Em 1726, Pierre Fauchard1 sugeriu a possibilidade de utilizar aparelhos nas superfícies linguais dos dentes.

Em 1841, Pierre Joachim Lefoulon concebeu a primeira arcada lingual para expansão e alinhamento dos dentes.

Desde a era de Edward Angle, numerosos ortodontistas combinaram aparelhos labiais activos com aparelhos linguais, como o Mershon (arco lingual), Goshgarian (barra transpalatina), Ricketts (QuadHelix) e Wilson (3D Modular Enhanced Orthodontics).

A ortodontia lingual, como a entendemos hoje (aparelho completo, com vários braquetes), teve início na década de 1970. Curiosamente, o aparelho lingual não foi consequência de uma exigência estética, mas foi iniciado no Japão por Kinja Fujita para satisfazer as necessidades ortodônticas de pacientes que praticavam "artes marciais", para proteger os tecidos moles (lábios e bochechas) do possível impacto contra os braquetes. Fujita foi o primeiro a desenvolver a técnica de braquetes múltiplos linguais usando o fio em forma de cogumelo. Apresentou os seus conceitos sobre ortodontia lingual em 1967, iniciou a sua investigação em 1971 e publicou o método Fujita em 1978, tratando casos de Classe I e Classe II com extração de quatro bicúspides.

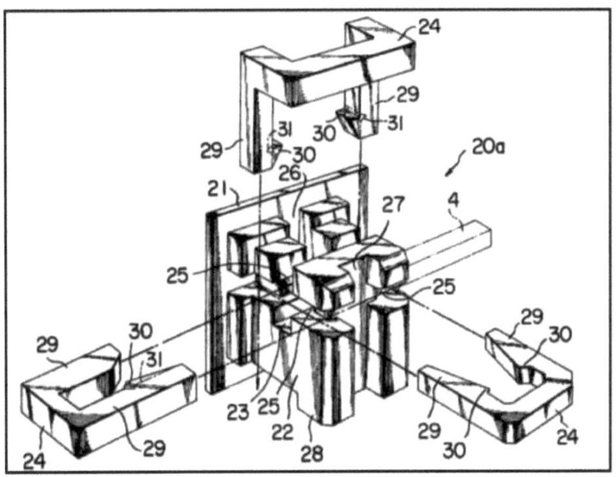

Figura 1: Patente do braquete lingual Fujita (patente dos EUA nº 4.209.906).

Craven Kurz iniciou as suas investigações com Jim Mulick em 1975 (UCLA School of Dentistry), utilizando brackets de plástico (Lee Pharmaceuticals, 1434 Santa AnitaAve, South El Monte, CA 91733) colados às superfícies linguais dos dentes.

Aparentemente, um funcionário do Bunny Playboy Club com dentes apinhados foi ao consultório de Craven Kurz pedindo-lhe um tratamento ortodôntico não visível, estimulando ainda mais o seu interesse pelo assunto. Usando braquetes de plástico, foi fácil remodelá-los para um melhor ajuste à superfície lingual.

As principais caraterísticas deste bracket eram um plano de mordida, uma almofada de base adaptada às caraterísticas anatómicas das superfícies linguais dos dentes e uma ranhura pré-angulada de acordo com a conversão do torque utilizado na superfície vestibular. O braquete lingual Kurz desenvolveu-se e evoluiu para o Braquete Lingual Ormco de 7ª Geração em 1990.

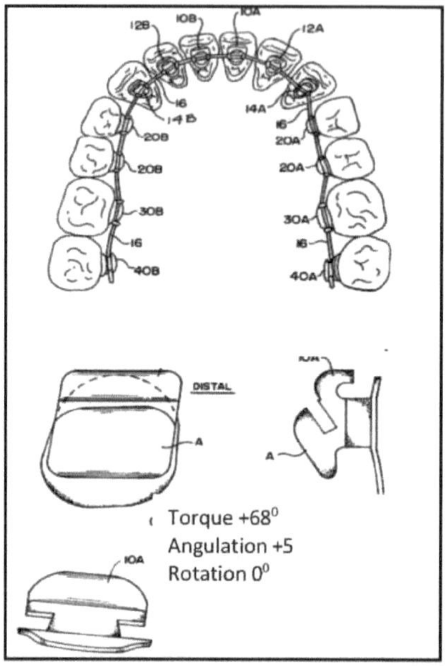

Figura 2. Patente do braquete lingual Craven Kurz (patente americana nº 4.337.037).

Kurz também desenvolveu numerosos alicates e instrumentos para a prática clínica da ortodontia lingual; era detentor de 22 patentes. O bracket lingual Kurz desenvolveu-se e evoluiu para o bracket lingual Ormco de 7ª Geração em 1990.

Para a sexta geração (1987-1990), os ganchos foram alongados, a fixação da barra transpalatina passou a ser opcional e foi desenvolvido o tubo com tampa articulada para o segundo molar (braquete autoligado). Com a sétima geração (1990), o plano de mordida quadrado tornou-se romboide, aumentando a distância interbraquetes, e os braquetes pré-molares foram alargados mesiodistalmente para um melhor controlo rotacional.

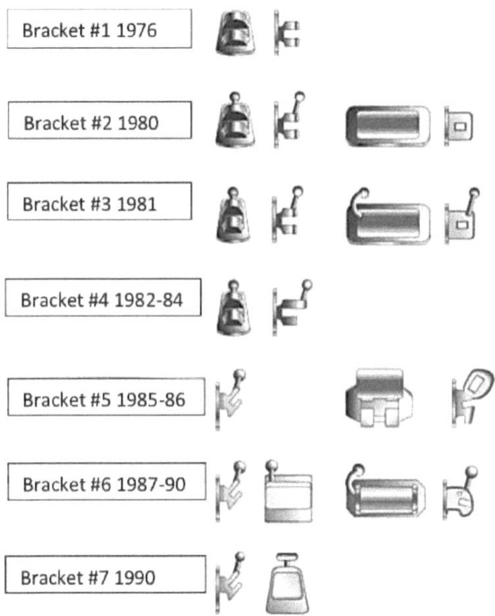

Figura 3: Evolução do braquete lingual Craven Kurz.

Da Geração #1 à Geração #7 - Um resumo dos progressos

GERAÇÃO 1-1976 O primeiro aparelho Lingual Kurz foi fabricado pela Ormco. Este aparelho tinha um plano de mordida oclusal maxilar plano, de canino a canino. Os braquetes dos incisivos e pré-molares inferiores eram de perfil baixo e semi-redondos, e não havia ganchos em nenhum braquete.

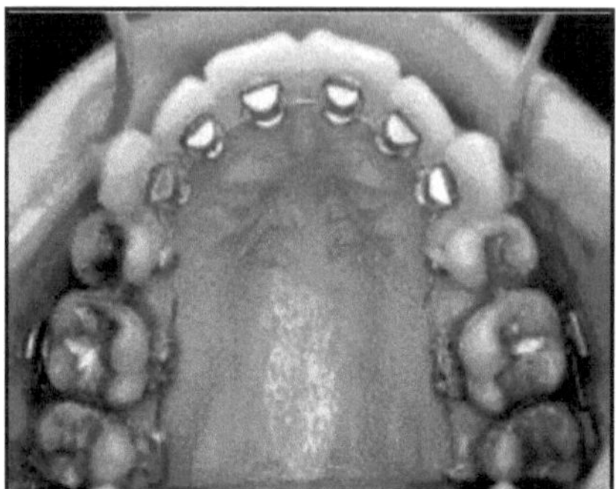

Fig 4: Geração 1-1976. Plano de mordida oclusal maxilar plano, de canino a canino

GERAÇÃO 2-1980 Os ganchos foram acrescentados a todos os suportes caninos.

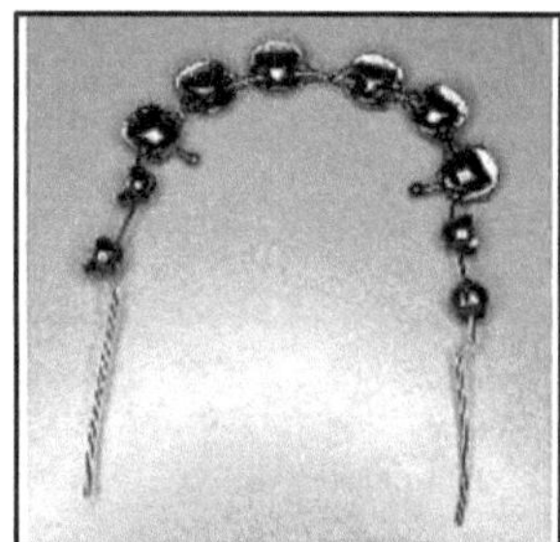

Fig 5: Geração 2-1980. Foram acrescentados ganchos a todos os brackets caninos

GERAÇÃO 3-1981 Foram adicionados ganchos a todos os brackets anteriores e pré-molares. O primeiro molar tinha um bracket com um gancho interno. O segundo molar tinha uma bainha terminal sem um gancho, mas tinha um recesso terminal para tração elástica.

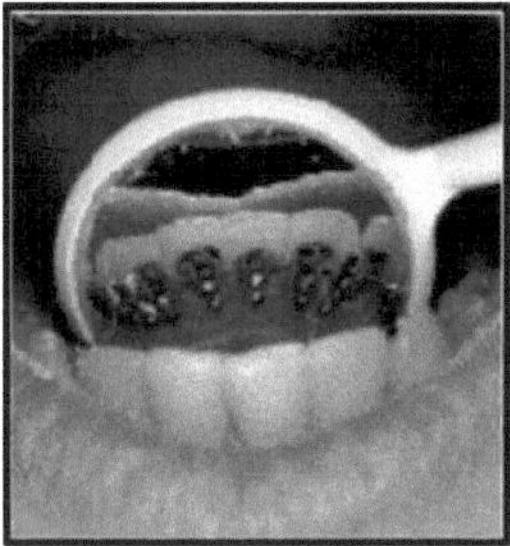

Figura 6: Geração 3-1981. Foram adicionados ganchos a todos os dentes anteriores e pré-molares

GERAÇÃO 4-1982-84 Esta geração viu a adição de um plano inclinado anterior de baixo perfil nos brackets dos incisivos centrais e laterais. Os ganchos eram opcionais, com base nas necessidades individuais de tratamento e preocupações de higiene.

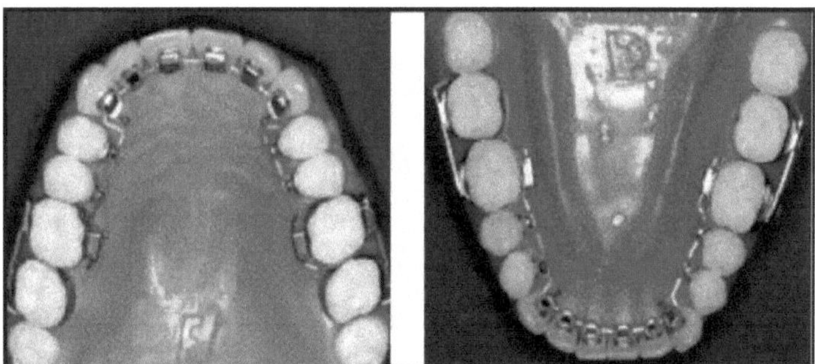

Figura 7: Geração 4-1982-84. Adicional de um plano inclinado anterior de baixo perfil nos incisivos centrais e laterais. Os ganchos eram opcionais.

GERAÇÃO 5-1985-86 O plano inclinado anterior tornou-se mais pronunciado, com um aumento do torque labial na região anterior do maxilar. O canino também apresentava um plano inclinado; no entanto, era biselado para permitir a intercuspidação da cúspide maxilar com a embrasura entre o canino mandibular e o primeiro pré-molar. Os ganchos eram opcionais. Um acessório de barra transpalatina estava agora disponível para o braquete do primeiro molar.

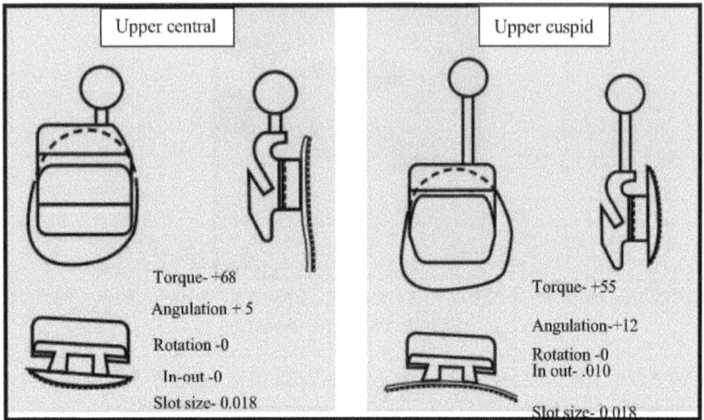

Figura 8: Geração 5-1985-86. O plano inclinado anterior era mais

GERAÇÃO 6-1987-90 O plano inclinado dos anteros maxilares tornou-se mais quadrado. Os ganchos nos anteriores e pré-molares foram alongados. Os ganchos estavam agora disponíveis para todos os brackets. A barra de fixação transpalatina para a banda do primeiro molar é opcional. Uma tampa articulada, que permite uma fácil manipulação do fio, está agora disponível para os brackets dos molares.

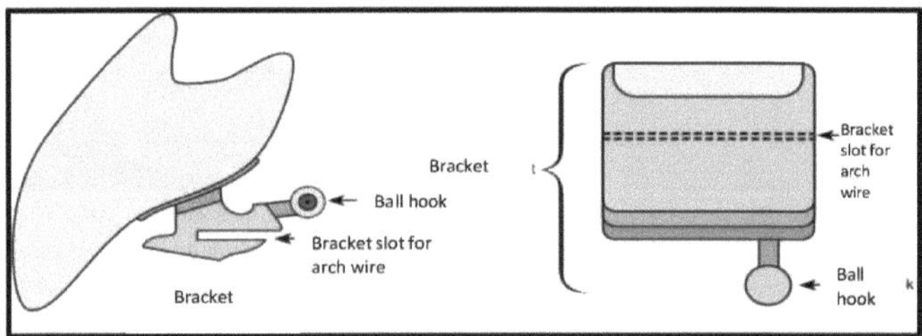

Figura 9: Geração #6-1987-90. O plano inclinado no maxilar anterior tornou-se mais quadrado. Os ganchos eram alongados e estavam disponíveis para todos os brackets.

GERAÇÃO 7-1990 ATÉ AO PRESENTE O plano inclinado anterior do maxilar é agora em forma de coração com ganchos curtos. Os braquetes anteriores inferiores têm um plano inclinado maior com ganchos curtos. Todos os ganchos têm um recesso/acesso maior para a ligadura. Os braquetes dos pré-molares foram alargados mesiodistalmente e os ganchos foram encurtados. O aumento da largura do suporte pré-molar permite um melhor controlo da angulação e da rotação.

Os brackets para molares são agora fornecidos com uma tampa de articulação ou uma bainha terminal.

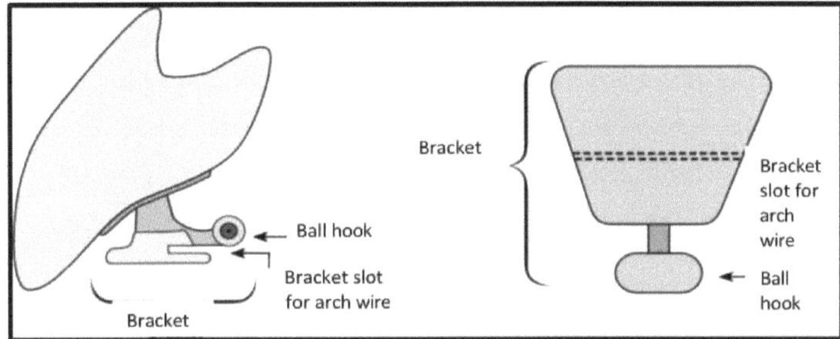

Figura 10: Geração 7-1990-presente. O plano inclinado anterior do maxilar é em forma de coração com ganchos curtos. Os braquetes anteriores inferiores têm um plano inclinado maior com ganchos curtos e todos os ganchos têm um recesso/acesso maior para a ligadura.

4. Considerações de diagnóstico em ortodontia lingual

1. Seleção de doentes e considerações de diagnóstico:

A maioria das más oclusões que podem ser tratadas por técnicas labiais convencionais também podem ser tratadas com técnicas ortodônticas linguais; no entanto, nem todos os pacientes podem ser tratados com ortodontia lingual, particularmente em pacientes com baixa tolerância ao desconforto esperado.

Os últimos avanços no design dos brackets, as novas ligas metálicas para os fios de arco e as novas mecânicas não só simplificaram o aspeto técnico da ortodontia lingual, como também contribuíram para uma redução acentuada do desconforto do paciente.

A maioria das más oclusões pode ser tratada com ortodontia lingual, mas alguns casos são mais susceptíveis do que outros.

Casos ideais:

1. Casos de mordida profunda de baixo ângulo com padrão braquifacial ou mesofacial

2. Casos de extração de bicúspides superiores de classe II

3. Casos de apinhamento ligeiro de classe I e diastema da linha média.

4. Superfícies dentárias linguais longas e uniformes sem obturações, coroas, pontes.

5. Boa saúde gengival e periodontal.

Casos difíceis:

1. Casos de extração de quadricúspide.

2. Padrão dolicocefálico (caso de ângulo elevado).

3. Superfícies dentárias linguais curtas, desgastadas e irregulares.

4. Presença de várias coroas, pontes e restaurações grandes.

5. Doentes com baixo nível de adesão.

6. Caso cirúrgico e de mordida cruzada posterior

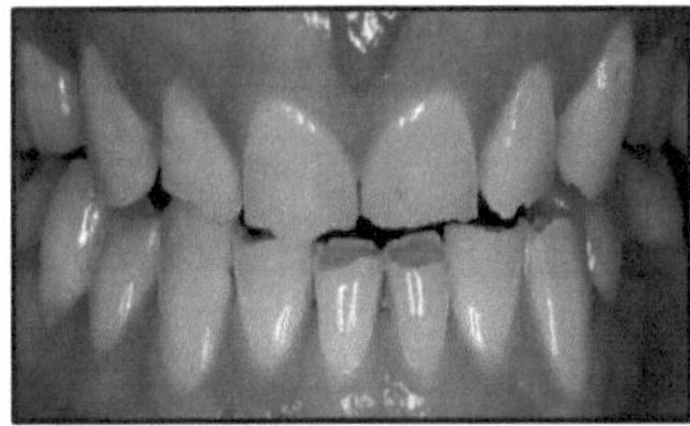
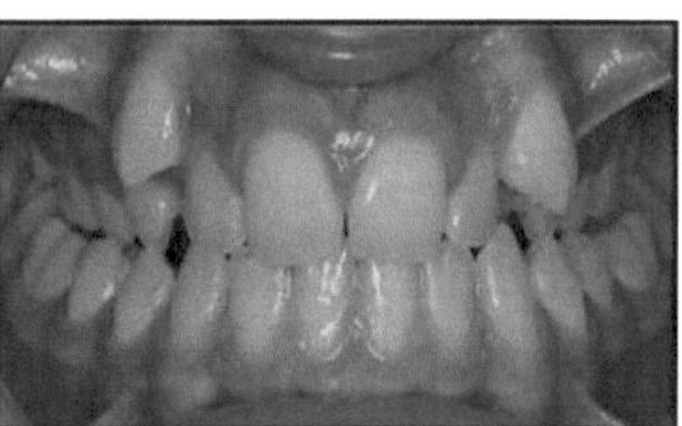

Figura 11 : Casos difíceis para a ortodontia lingual

Casos contra-indicados:

1. Coroa clínica muito curta.

2. Saúde periodontal grave.

3. Desordens temporomandibulares graves.

4. Doentes com capacidade limitada para abrir a boca (trismo).

5. Doentes com anquilose cervical ou outras lesões no pescoço.

Diagnóstico

O diagnóstico é uma questão importante para todas as técnicas de tratamento ortodôntico e ainda mais para a ortodontia lingual.

A ortodontia lingual é uma técnica tecnicamente exigente e os clínicos precisam de ser particularmente selectivos quando estabelecem a adequação de um paciente a esta forma de tratamento. Na consulta de discussão do caso, é importante estabelecer o que o paciente espera do tratamento e equilibrar essas ideias com a avaliação do ortodontista sobre os objectivos realistas que podem ser alcançados. O clínico deve tentar avaliar o nível de cooperação do paciente e o nível de tolerância ao desconforto. O paciente deve ser alertado para o impacto que esta forma de tratamento pode ter na sua situação laboral, nomeadamente no que diz respeito ao impedimento da fala e aos horários das consultas, e para o facto de o tempo de consulta poder ser mais longo do que no tratamento ortodôntico convencional

Essencialmente, envolve o estabelecimento de um objetivo ideal e, em seguida, a determinação de um método para atingir esse objetivo. Como estamos a lidar principalmente com o paciente adulto não adulto, pode ser necessário um diagnóstico adicional por parte do periodontista, do dentista restaurador e do cirurgião ortognático, bem como alguma perspicácia psicológica adicional por parte do ortodontista.

1. Considerações dentárias:

Altura da coroa lingual:

1. As alturas das coroas linguais são geralmente 30% mais curtas do que as suas superfícies labiais. Os dentes mais adequados para a ortodontia lingual são

aqueles com superfícies longas e lisas, com pelo menos 7 mm de altura da coroa lingual dos incisivos e os incisivos com superfícies linguais mais curtas do que 7 mm devem ser reconstruídos.

2. Os bicúspides mandibulares com superfícies linguais curtas podem ser modificados através da reconstrução provisória de uma cúspide lingual para facilitar a colocação do bracket.

3. Em casos excepcionais, os molares com superfícies linguais muito curtas podem ser colados na face vestibular (**técnica de Takemoto**).

4. A presença de cíngulas proeminentes, cristas marginais marcadas ou cúspides de Carabelli proeminentes são desfavoráveis; se possível, devem ser reduzidas ou recontornadas.

5. Em certas más oclusões, alguns dentes podem apresentar linguoversão excessiva (torque negativo). Este problema pode ser resolvido através de uma fase inicial de expansão selectiva para facilitar a ligação lingual; se indicado, estes dentes podem ser deixados recuar ou movidos de volta para a sua posição original.

6. Os novos brackets STb (Ormco Corp) são razoavelmente pequenos e podem ser acomodados em dentes mais curtos atualmente.

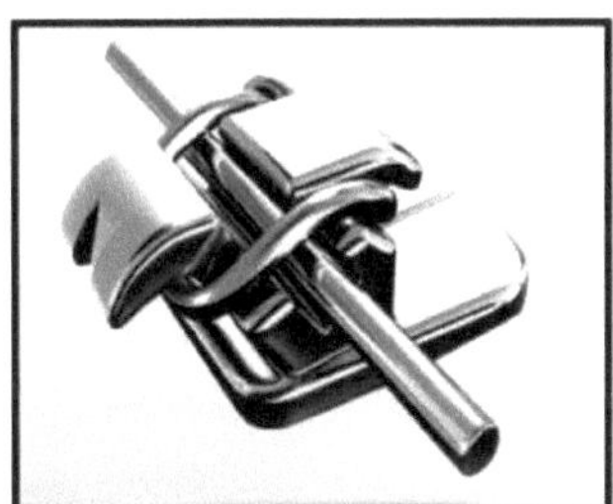

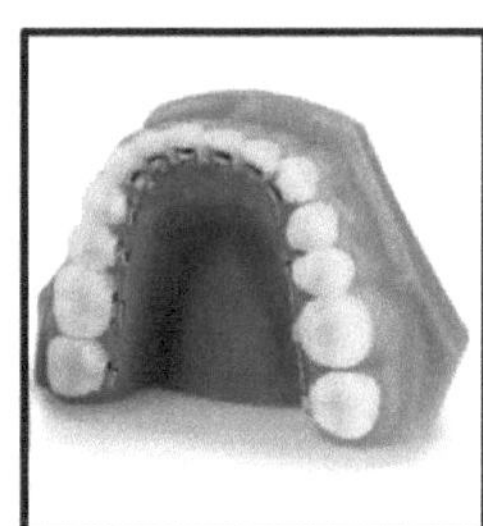

Figura 11a: Suportes de ormco STb

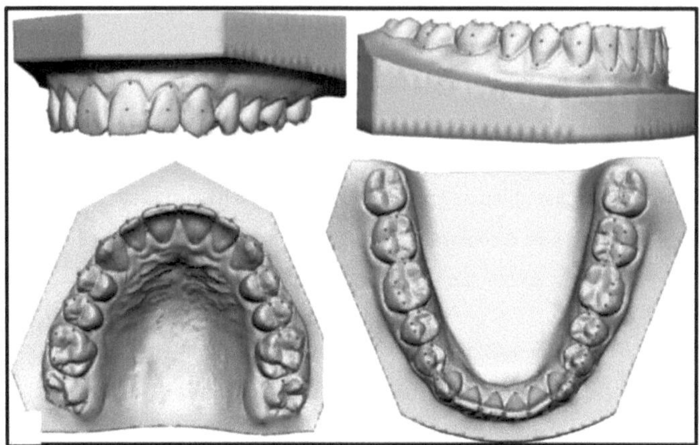

Figura 11b: Medições digitais da altura e largura da coroa

2. Considerações periodontais e gengivais:

Antes de iniciar um tratamento ortodôntico ativo, o doente deve ter um periodonto saudável e deve ser capaz de manter um elevado nível de higiene oral. Pode ser necessário encaminhar o paciente a um periodontista para alcançar e manter o melhor estado periodontal possível. Ao estabelecer um plano de tratamento, o clínico deve ter em atenção os movimentos dentários que irão ocorrer e o seu efeito nos tecidos periodontais e gengivais, com especial referência à intrusão, extrusão e encerramento de espaços.

1. A recessão gengival é geralmente mais frequente na superfície labial do que na superfície lingual do dente e, consequentemente, a técnica lingual é frequentemente indicada em pacientes com uma predisposição para a recessão gengival na superfície labial. Assim, com braquetes linguais, o risco de inflamação gengival é transferido para o aspeto lingual, onde a reabsorção óssea e a recessão gengival são geralmente menos frequentes.

2. Os braquetes linguais são colados sensivelmente mais perto da crista gengival do que os braquetes labiais. A ação natural de limpeza da língua parece manter o

aparelho lingual com menos placa bacteriana do que o aparelho vestibular. Mas uma vez que os braquetes são colocados nas superfícies linguais, o risco de possível inflamação gengival pode aumentar devido à dificuldade de manutenção da higiene oral, proximidade dos braquetes à margem gengival e falha na remoção da pasta flash

3. A inflamação gengival e o branqueamento dos tecidos moles também são observados durante o encerramento de um diastema ou espaço de extração.

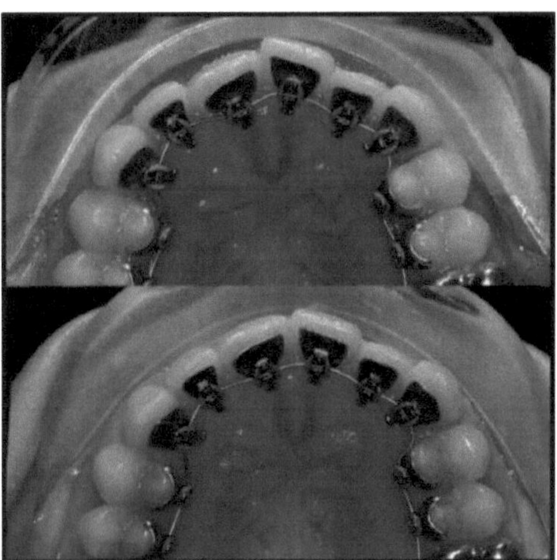

Figura 12: Irritação gengival e branqueamento podem ser observados após a colocação de brackets linguais.

A irritação gengival pode ser minimizada tomando as seguintes precauções:

1. Dobrar os ganchos linguais do braquete ao posicioná-los no molde de gesso, para evitar o impacto gengival e reduzir a irritação da língua. Os novos brackets, como o bracket Scuzzo Takemoto, não têm ganchos, o que, por sua vez, reduz a possível pressão sobre os tecidos gengivais e facilita uma boa higiene oral.

2. Ensinar ao doente técnicas corretas de higiene oral e fornecer-lhe os elementos necessários para uma boa higiene oral, tais como escovas de dentes adequadas (escovas de dentes interproximais), fio dental e elixir bucal.

3. Efetuar a profilaxia, especialmente em cada mudança de fio.

4. Durante o encerramento do espaço, manter e controlar cuidadosamente o efeito do movimento dentário nos tecidos gengivais para minimizar qualquer possível inflamação.

3. Considerações sobre a restauração:

1. A probabilidade de se deparar com trabalhos restauradores e protéticos mais extensos é naturalmente maior no paciente adulto. Muitos dos casos de adultos que se apresentam para a ortodontia lingual têm más oclusões mutiladas, e o planeamento do tratamento para estes casos, particularmente quando se utiliza a técnica lingual, requer uma consideração especial.

2. A presença de coroas, pontes e restaurações de grandes dimensões tem um impacto negativo na obtenção de uma boa adesão e estas têm de ser tratadas com técnicas de colagem especiais para superfícies de plástico, metal ou porcelana.

3. As pontes podem ser seccionadas, tendo em conta os movimentos dentários previstos e as implicações de ancoragem.

4. Os dentes fracturados ou microdônticos devem ser reconstruídos provisoriamente antes de iniciar o tratamento, ou imediatamente após ganhar o espaço necessário, e substituídos por coroas definitivas no final do tratamento.

5. Pode ser necessário considerar a substituição de próteses existentes para obter uma oclusão pós-ortodôntica satisfatória e a correção da linha central.

6. Nos casos em que há perda de vários dentes, inclinação extrema e pontes múltiplas ou complexas, o aparelho lingual pode ser contraindicado.

7. As substituições de restaurações dentárias devem fazer parte do plano de tratamento inicial e o paciente deve ser devidamente informado. As principais alterações induzidas pelo aparelho lingual podem ser categorizadas como efeitos

dinâmicos nos planos vertical, anteroposterior e transversal.

4. Considerações verticais:

O uso de braquetes linguais com planos de mordida embutidos no incisivo superior e braquetes cúspides irá interferir com a oclusão e pode resultar em uma mordida aberta posterior, cuja extensão irá variar com o grau de sobremordida inicial. Portanto, a mudança induzida pelo aparelho mais imediata e facilmente aparente é a abertura da mordida. Os braquetes linguais nos incisivos superiores devem ser colados dc forma a permitir uma distância vertical de 2 mm entre o bordo incisal e o braquete, o que permite que o caso termine com uma sobremordida normal e uma boa oclusão posterior
A desoclusão posterior, resultante da abertura do plano de mordida anterior, permite uma rápida erupção dos molares e bicúspides. O controlo da mordida aberta posterior criada após a colocação do bracket depende do grau de desoclusão. Quanto maior a desoclusão posterior, mais tempo é necessário para restaurar o contacto oclusal posterior.

Os molares estão separados por aproximadamente 2 mm, a oclusão posterior será restabelecida em aproximadamente 20 a 30 dias após a colagem.
Se pelo menos três incisivos inferiores entrarem em contacto com os planos de mordida dos braquetes superiores e a desoclusão posterior não for excessiva (2 mm), o mecanismo propriocetor de proteção no periodonto evitará qualquer trauma periodontal.

No entanto, se apenas um incisivo inferior entrar em contacto com os planos de mordida do incisivo superior (devido à irregularidade dos incisivos) ou se a desoclusão posterior exceder 3 mm, o doente sentirá algum desconforto e existe a possibilidade de trauma periodontal.

Nestes casos, é aconselhável construir a superfície oclusal dos primeiros molares inferiores esquerdo e direito com uma resina fotopolimerizável ou cimento de ionómero de vidro para equilibrar a oclusão até que o alinhamento dos incisivos inferiores seja corrigido.

À medida que o aparelho reduz a sobremordida, o acúmulo oclusal posterior deve ser progressivamente aparado. Esta abertura de mordida produz efeitos positivos e negativos. Com uma combinação de extrusão de molares e uma pequena intrusão de incisivos, haverá um aumento da dimensão vertical facial anterior. Nos padrões braquifaciais de ângulo baixo (muitos casos de mordida profunda têm ângulos baixos no plano mandibular), a abertura da mordida é geralmente desejável e beneficia da extrusão posterior.

Este efeito de abertura da mordida é contraindicado em pacientes que têm uma predisposição para um padrão facial vertical anterior aumentado (padrões doliocofaciais). Nesses pacientes, é necessário controlar cuidadosamente a ancoragem vertical dos molares, considerando o acúmulo oclusal nos segundos molares, o uso de barras transpalatais, o fechamento do espaço, bem como o uso mínimo de elásticos intermaxilares de Classe II, III ou verticais.

Na fase de planeamento do tratamento, o clínico deve estar ciente de que a extrusão molar pode contribuir para a rotação posterior da mandíbula, o que, por sua vez, aumenta o overjet e pode levar a uma inclinação lingual excessiva dos incisivos superiores.

5. Considerações anterio-posteriores:

Classe I esquelética, devido à abertura vertical e à rotação imediata da mandíbula (para baixo e para trás), o aparelho lingual também induz uma tendência para a Classe II. Uma mordida aberta anterior numa base esquelética de Classe I, apesar de ser uma das más oclusões mais difíceis de tratar em ortodontia lingual, não apresenta qualquer problema relativamente à colagem inicial, independentemente do overjet.

A má oclusão por sobremordida profunda numa base esquelética de Classe I pode apresentar-se com três opções, dependendo do overjet.

Overjet normal: Se, após a colagem dos brackets maxilares, a desoclusão posterior não exceder 3 mm e houver contacto anterior entre dois ou mais incisivos inferiores com o mesmo número de planos de mordida dos brackets dos incisivos maxilares, **não é necessário** adicionar um reforço oclusal molar.

Se a desoclusão exceder os 3 mm, ou se existir apenas um contacto incisivo, então a superfície oclusal dos molares inferiores esquerdo e direito deve ser construída criando três contactos oclusais.

É composto por:

1. Relações esqueléticas antero-posteriores desproporcionadas.
2. Relações dentárias antero-posteriores desproporcionadas.
   - Aumento do jato
   - Aumento da sobremordida
   - Diminuição do overjet
   - Diminuição da sobremordida

Aumento do overjet:

Nestes casos, não existe contacto anterior, mas à medida que os incisivos superiores são retraídos e o overjet reduzido, os brackets maxilares podem ficar interpostos entre os dentes superiores e inferiores, contribuindo para uma descolagem acidental.

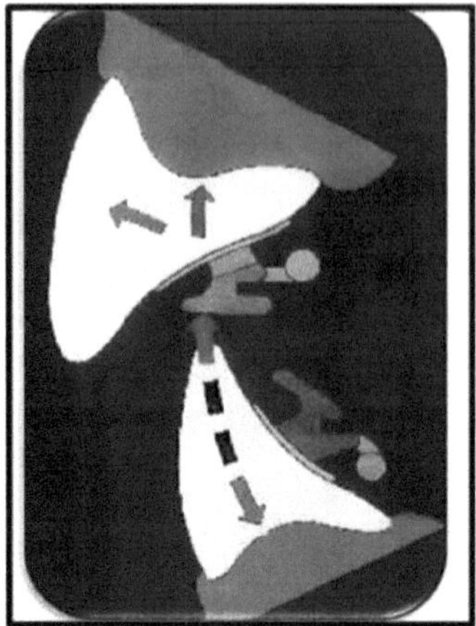

Figura 13: O aumento da sobressaliência pode levar à interposição do bracket maxilar entre os incisivos inferiores, levando à descolagem

O desgaste dos dentes incisivos inferiores, ou em alguns casos, devido a reflexos proprioceptivos, orientam a mandíbula para uma posição mais posterior. Isto pode, por sua vez, contribuir para o desenvolvimento de sintomas da articulação temporomandibular (ATM); nestes casos, há indicação para construir as superfícies oclusais dos primeiros molares inferiores esquerdo e direito e dos primeiros bicúspides. Uma vez que a oclusão não pode ser estabilizada com três contactos (um anterior e dois posteriores), como no caso descrito anteriormente, deve ser estabilizada com quatro contactos devidamente equilibrados.

Diminuição do overjet:

Se um doente apresentar uma mordida cruzada anterior e uma mordida profunda, é necessário criar quatro pontos de contacto oclusal através da construção da superfície oclusal dos dentes posteriores; isto também facilita a correção do overjet negativo

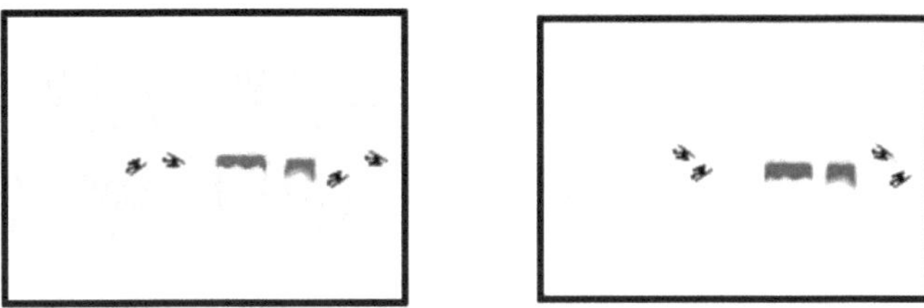

Figura 14: Contacto de quatro pontos diminuindo o overjet

Portanto, a Ortodontia Lingual é um componente da Ortodontia Geral e, como tal, está sujeita a todos os princípios que regem a correta seleção e diagnóstico do paciente. No entanto, quando comparada com as técnicas labiais, existem diferenças consideráveis na técnica e nas exigências clínicas.

5. Procedimento laboratorial

O sistema CLASS (Customized Lingual Appliance Set-Up Service)

A técnica CLASS oferece um método de colocação de brackets linguais que tem em conta as discrepâncias anatómicas nas superfícies linguais dos dentes.

Isto é conseguido através da construção de uma configuração de diagnóstico ideal a partir de um modelo de configuração duplicado da má oclusão original do paciente.

Esta configuração ideal ou modelo é então utilizada como um guia físico para colocar os brackets linguais numa configuração ideal.

Técnica

1. Devem ser obtidos modelos exactos do doente utilizando um material de impressão de alta qualidade à base de alginato ou borracha. Em seguida, os modelos devem ser vertidos num material de modelação duro, como a pedra de moldagem. Após a obtenção de modelos exactos, o médico preenche a folha de prescrição, que constitui as instruções de diagnóstico específicas para o laboratório.

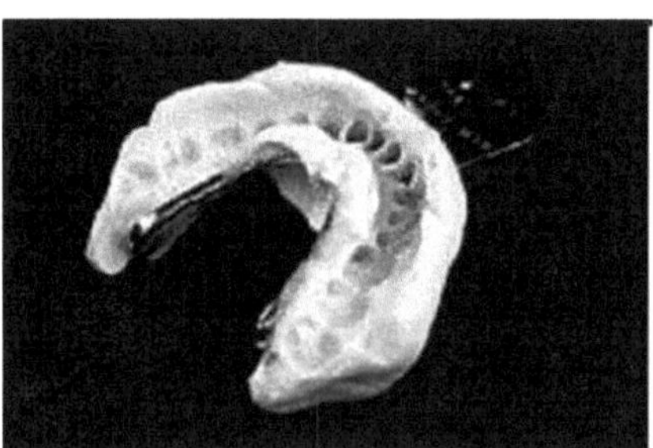

Figura 15: Impressão de diagnóstico

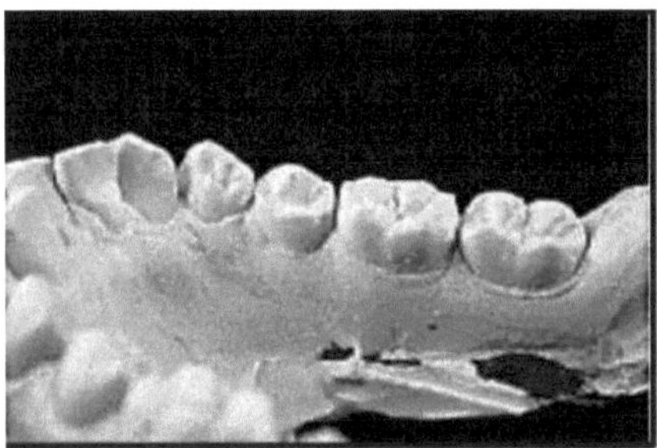

Figura 16: Moldes de diagnóstico

Incluída nesta informação está uma prescrição detalhada de como os dentes devem ser restaurados e quais são os eventuais objectivos do tratamento. Também devem ser comunicadas informações adicionais, tais como a sobrecorrecção de rotações individuais dos dentes ou procedimentos pós-tratamento que estejam previstos.

2. No laboratório, os modelos originais do médico são duplicados. Este processo é efectuado com material de duplicação hidrocolóide. Os modelos montados são vertidos em pedra ortodôntica e depois secos no forno.

3. Os dentes individuais são colocados numa base de configuração pré-formada que facilita o processo de configuração geral. Em seguida, é efectuada uma configuração de diagnóstico ideal a partir do modelo de configuração duplicado da má oclusão original do paciente, que deve coordenar a forma geral da arcada, as dimensões do plano oclusal, a ponta e o torque anteriores, as considerações de espaçamento, a sobremordida e o overjet, e o alinhamento e rotação dentários individuais. A restauração final em cera da gengiva é então concluída. As superfícies linguais têm de ser completamente limpas com um solvente de cera para garantir que as superfícies reflectem adequadamente a anatomia dentária exacta dos modelos originais.

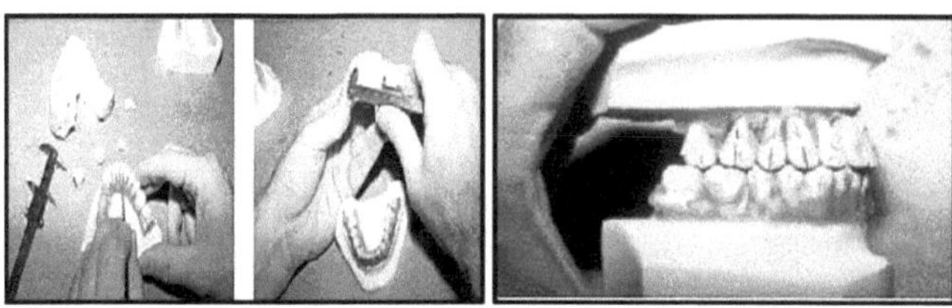

Figura 17: Base de configuração

4. É aplicada uma película de libertação do modelo diretamente no conjunto e este é seco numa estufa a aproximadamente 100 graus F durante 1 hora. A aplicação desta camada de libertação irá assegurar que os brackets colocados com compósito se separem facilmente do modelo de preparação. O modelo é colocado num suporte de modelo e ajustado com o plano oclusal paralelo a uma referência horizontal fixa do suporte de modelo. O objetivo é estabelecer um plano vertical ideal para que todos os brackets possam ser colocados e coordenados.

5. Os brackets são colados ao modelo de ajuste utilizando uma resina como a Phase II da Reliance Orthodontic Products. Os brackets são ajustados ao modelo utilizando uma lâmina de modelo ideal feita de aço inoxidável .018 ou .022. Com este sistema, os brackets encaixam na lâmina que simula o fio final da arcada. Uma vez que a lâmina é fabricada num arco anterior ideal, os brackets podem ser movidos ao longo do arco para os centrar perfeitamente em cada dente no set-up. Uma vez colocados os brackets anteriores, os posteriores são colocados utilizando a mesma técnica geral São utilizadas lâminas em linha reta nos bicúspides e molares para colocar os brackets e assegurar um alinhamento reto nestas secções, mantendo o plano vertical uniforme de todos os brackets.

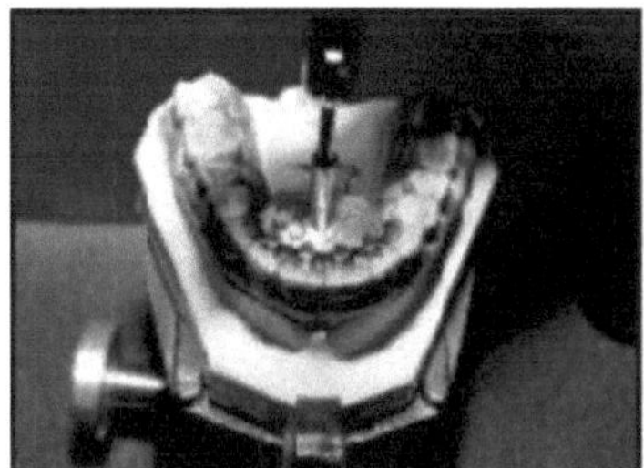
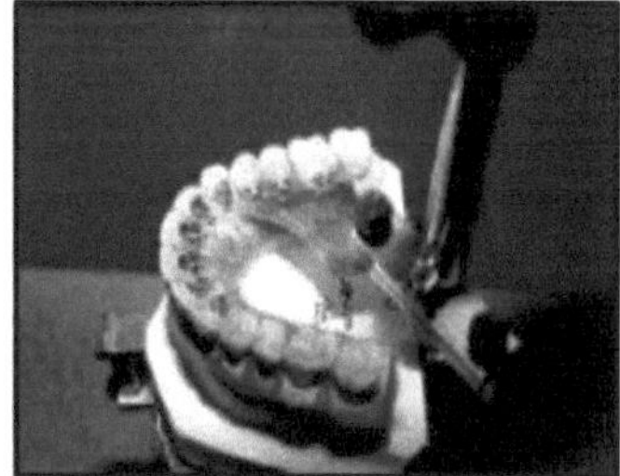

Figura 18: Posicionamento anterior e posterior do bracket com a ajuda de lâminas.

É feita uma cópia fotográfica de um para um, utilizando uma máquina fotográfica ou uma fotocopiadora. Este registo oclusal servirá de guia para fabricar a matriz ideal da arcada. Este modelo fornecerá ao clínico uma maneira de medir e dobrar os fios da arcada. O próximo passo do laboratório na sequência é transferir os braquetes da configuração ideal de volta para o modelo de má oclusão. À medida que cada posição de braquete é finalizada, o excesso de adesivo é cortado das bordas.

Existem vários métodos para atingir este objetivo. O sistema utilizado na técnica CLASS utiliza capas de acrílico em cada dente. Uma pequena tira de acrílico fotopolimerizável é cortada e colocada sobre o topo de cada bracket e indexada à superfície incisal ou oclusal de cada dente. Estas capas são facilmente polimerizadas utilizando uma câmara de luz de colagem portátil.

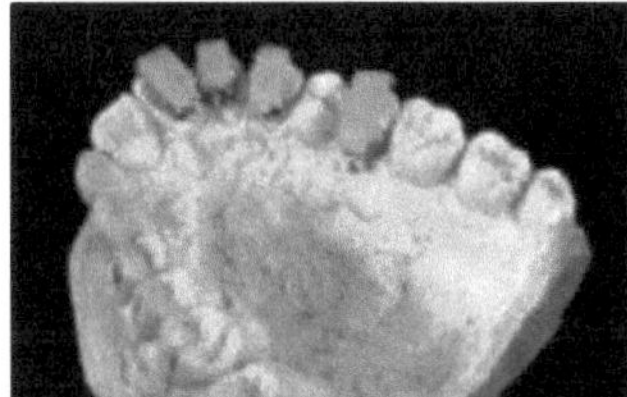
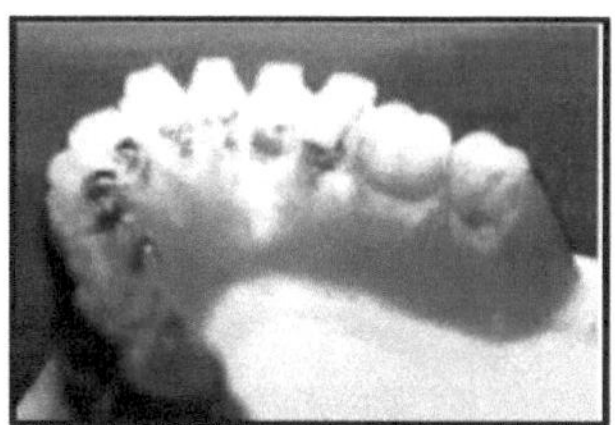

Figura 19: Uma pequena tira de acrílico fotopolimerizável é cortada e colocada sobre o topo de cada braquete e indexada à superfície incisal ou

oclusal de cada dente.

Os modelos de má oclusão com os braquetes transferidos são colocados novamente na máquina de copiar para um registo oclusal. Esta cópia actuará como guia inicial para ajudar o clínico a fabricar a primeira série de arcos linguais. As moldeiras de transferência são agora feitas no molde da má oclusão e transferidas para a boca

O sistema de medição de espessura com o programa DALI

A máquina TARG foi lançada pela Ormco Society em 1984 como um importante auxiliar da técnica laboratorial. A TARG, apesar das variações anatómicas das superfícies linguais dos dentes, permite-nos colar brackets no laboratório a uma distância precisa do bordo oclusal de cada dente em relação a um plano oclusal horizontal. A orientação do dente é efectuada com um calibre ou uma lâmina de torque. O modelo é inclinado na base giratória até que o eixo longo da face vestibular do dente se alinhe com a curvatura específica do calibre no terço médio do dente. Esta orientação permite-nos pré-programar o binário e a angulação (ponta) antes de iniciar o tratamento. Após o encaixe da lâmina horizontal TARG na ranhura do bracket, esta é movida em direção ao gesso envernizado no nível de adesão determinado pelo técnico de laboratório em função da função dos dentes e da anatomia do periodonto

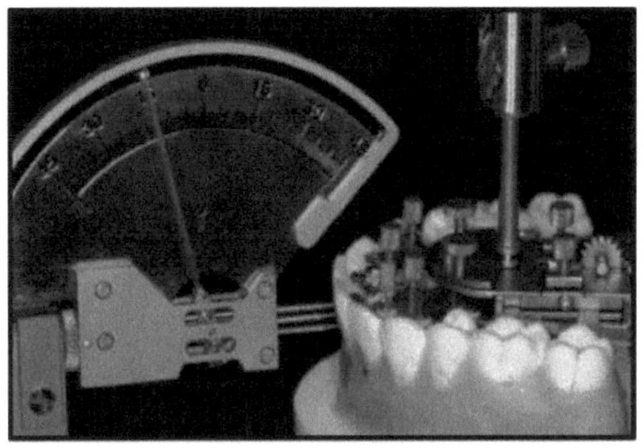

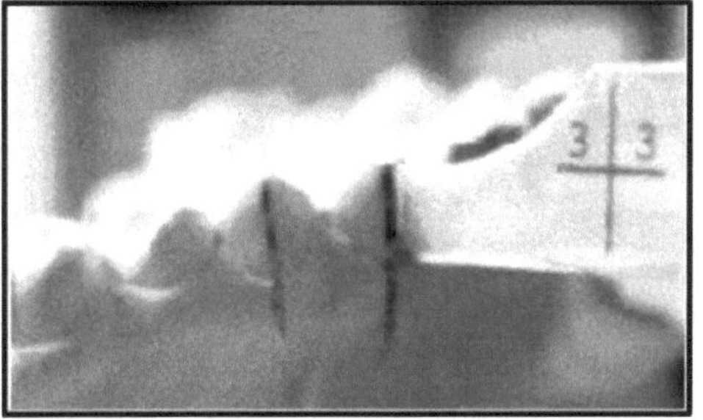

Figura 20: O modelo é inclinado sobre a base giratória até o longo eixo da face vestibular do dente. O dente é marcado no terço médio.

O bracket é colado ao gesso com uma resina preenchida, o que permite que o espaço entre a superfície lingual do dente e a base metálica do bracket seja completamente preenchido. Uma nova base de resina que segue exatamente a anatomia lingual de cada dente é assim integrada em cada bracket. Depois de todos os brackets estarem colados ao modelo, é fabricada uma moldeira de transferência. Utilizando apenas um único modelo de má oclusão, o TARG permite obter uma configuração virtual sem a necessidade de cortar os dentes e montá-los em cera. No entanto, com este sistema, um alinhamento correto só pode ser obtido adicionando um grande número de dobras de primeira ordem, porque a TARG não tem em conta a espessura labiolingual dos dentes.

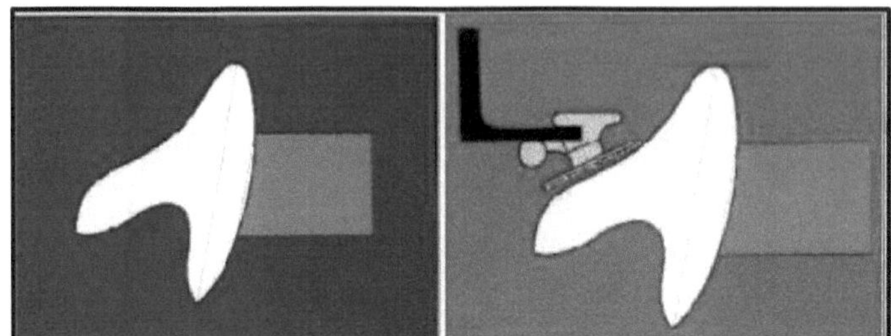

Figura 21: A superfície lingual do dente e a base metálica do bracket estão completamente preenchidas com resina.

Sistema de colagem com espessura específica igual (BEST):

Fillion desenvolveu um novo sistema. Ele percebeu que faltava uma caraterística importante na máquina TARG original: um dispositivo para medir a distância no plano horizontal da superfície vestibular do dente até o slot do braquete lingual. Ele adicionou um dispositivo de medição preciso à máquina TARG original para permitir a compensação das diferentes espessuras entre os dentes. Este equipamento foi posteriormente designado por TARG eletrónico. O posicionamento do braquete de forma a permitir a compensação das diferentes espessuras labiolinguais dos dentes facilitou o uso de princípios de fio reto para dentes anteriores e posteriores, reduzindo assim a necessidade de dobras de segunda e terceira ordem durante o tratamento. Uma vez que o TARG não é capaz de compensar as distâncias desiguais entre as ranhuras dos braquetes e a superfície labial do dente, adicionámos um calibrador ao eixo central do TARG e modificámo-lo para apresentar duas lâminas horizontais. Uma é encaixada na ranhura do braquete e a outra é aplicada na superfície labial do dente. Para um nível de colagem de altura selecionado, o Sistema de Medição da Espessura regista a espessura (a largura dos dentes com o bracket) dos seis dentes anteriores. A maior espessura é escolhida como a espessura padrão. A resina macropreenchida é aplicada na base do bracket; depois o bracket, colocado na lâmina, é movido em direção ao gesso até que a medida de espessura selecionada apareça no ecrã.

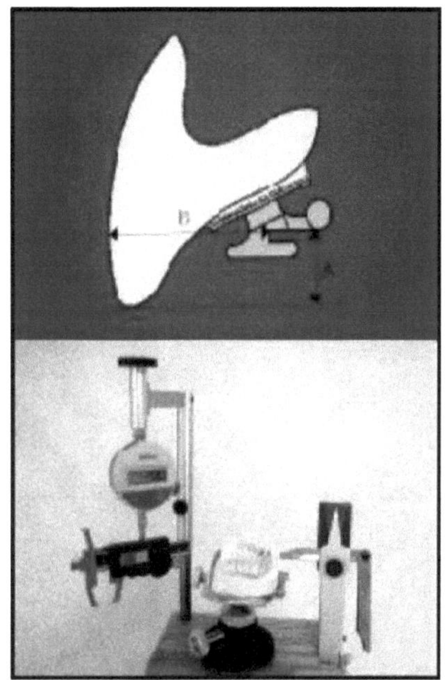

Figura 22: Modelo preparado para colagem

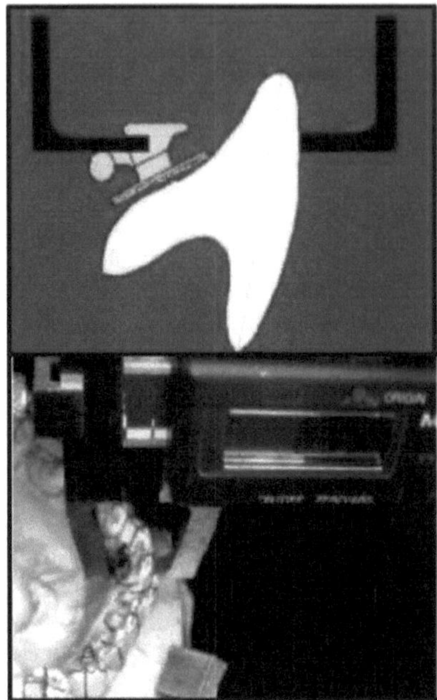

Figura 23: Medição da altura

SISTEMA DE MEDIÇÃO DA ESPESSURA (MODIFICAÇÃO TARG)

Uma vez que o TARG não é capaz de compensar as distâncias desiguais entre as ranhuras dos braquetes e a superfície labial do dente, adicionámos um calibrador (MITUTOYO) ao eixo central do TARG e modificámo-lo para apresentar duas lâminas horizontais. Uma é encaixada na ranhura do bracket e a outra é aplicada na superfície labial do dente. Para um nível de colagem de altura selecionado, o Sistema de Medição da Espessura regista a espessura B (a largura dos dentes com o bracket) dos seis dentes anteriores. A maior espessura é escolhida como a espessura padrão.

A resina macro preenchida é aplicada na base do bracket; em seguida, o bracket, colocado na lâmina, é movido em direção ao gesso até que a medida de espessura selecionada apareça no ecrã. Os excessos de resina, mesmo nas margens gengivais, são removidos antes da polimerização.

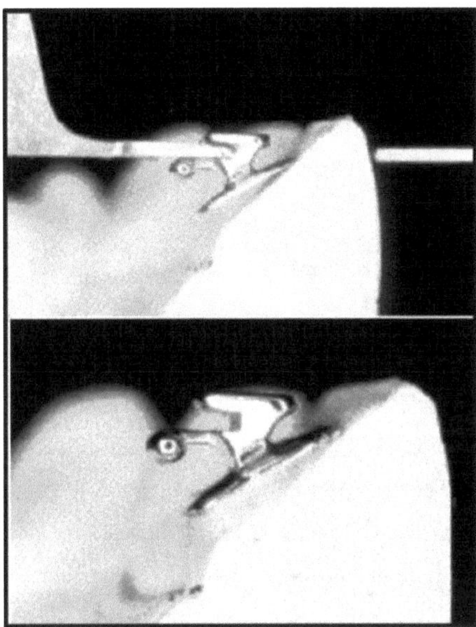

Figura: 24 Colocação do bracket com resina micropreenchida

Gabarito de braquete lingual:

O Gabarito de Braquetes Lingual foi desenvolvido pela Geron e é o único sistema que permite o posicionamento direto e indireto do braquete. É composto por um conjunto de seis gabaritos para os dentes maxilares anteriores, um gabarito universal para os dentes posteriores e uma régua especial. Os gabaritos transferem a prescrição de braquetes Andrews da face vestibular para a face lingual. Um batente oclusal mede a altura do braquete a partir da borda incisal. Pode ser usado com os novos braquetes Scuzzo-Takemoto (STb), bem como com qualquer braquete de slot horizontal. A sua principal desvantagem é o número limitado de gabaritos de prescrição disponíveis.

No entanto, os ortodontistas têm hesitado em utilizar a ortodontia lingual devido a factores como

1. Dificuldade de visualização e acesso diretos, principalmente dos dentes anteriores retroinclinados.

2. Variação na morfologia das superfícies linguais dos dentes anteriores superiores.

3. Grande variedade de espessuras labiolinguais dos dentes que requerem dobras para dentro e para fora.

4. Distâncias interbraquetes muito mais pequenas na região anterior, dificultando as dobras compensatórias.

Por estas razões, a colocação exacta dos brackets é ainda mais importante na ortodontia lingual do que no tratamento labial. Atualmente, a colagem lingual é feita indiretamente, utilizando o sistema TARG ou o sistema CLASS. Esses procedimentos podem ser altamente precisos, mas apresentam vários inconvenientes. São demorados e requerem competências técnicas especializadas, incluindo por vezes a utilização de técnicas laboratoriais externas. Se for utilizado um laboratório externo, o clínico só pode verificar as posições corretas dos brackets depois de os brackets terem sido colados na boca. O dispositivo de bracket lingual Jig oferece uma técnica de colagem direta relativamente simples, mas precisa, e um sistema de laboratório no consultório para preparar uma moldeira para colagem indireta.

Conceito de gabarito de suporte lingual:

A ideia básica por detrás do LBJ é que a anatomia dentária lingual e as relações interdentárias são passíveis de uma abordagem lingual pré-ajustada. Este princípio foi confirmado através da realização de mapas topográficos de contorno da anatomia lingual de vários casos ortodônticos acabados. O plano selecionado para o LBJ foi o plano de arcos labiais de Andrews. Assim, as ranhuras dos braquetes alinham-se à volta da arcada, paralelamente umas às outras e ao plano oclusal, enquanto a prescrição fornece a inclinação, o torque, a rotação e a entrada-saída

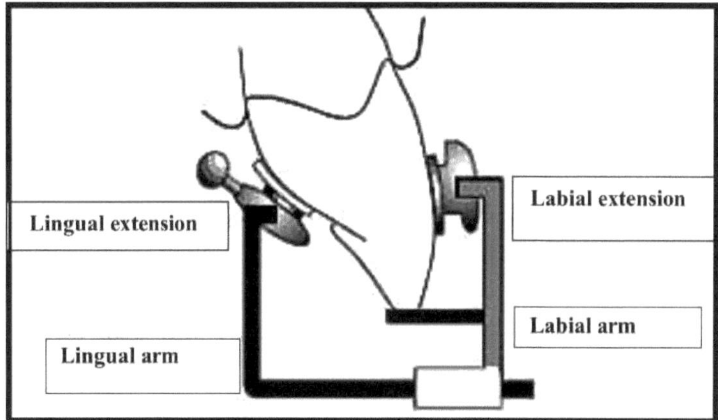

Figura 25: Conceito de gabarito de braquete lingual

O LBJ é composto por:

Um conjunto de seis gabaritos, um para cada um dos seis dentes anteriores maxilares, que apresentam a maior variação morfológica das superfícies linguais.

Um LBJ universal acessório para os dentes posteriores do maxilar (sem torque ou angulação prescritos).

Uma régua milimétrica especial, com uma precisão de 0,1 mm. Cada gabarito tem um braço labial e um braço lingual.

A ponta do braço labial incorpora uma prescrição, semelhante à de um bracket labial pré-ajustado. O braço lingual, que segura o bracket lingual, desliza para dentro do braço labial.

O suporte lingual é montado na extensão do braço lingual, que é paralela à ranhura labial e à extensão nas três dimensões.

Sistema HIRO (Sistema de ligação indireta com núcleo de resina):

O Dr. Hiro desenvolveu no início de 1990 um sistema laboratorial e uma técnica de ligação indireta que foi publicada em 1998. O autor descreveu esta técnica como o sistema de ligação indireta com núcleo de resina (RCIBS). Esta técnica teve um grande impacto no mundo da ortodontia lingual e foi designada por Sistema HIRO. Antes de mais, é essencial que as impressões sejam tão exactas quanto possível,

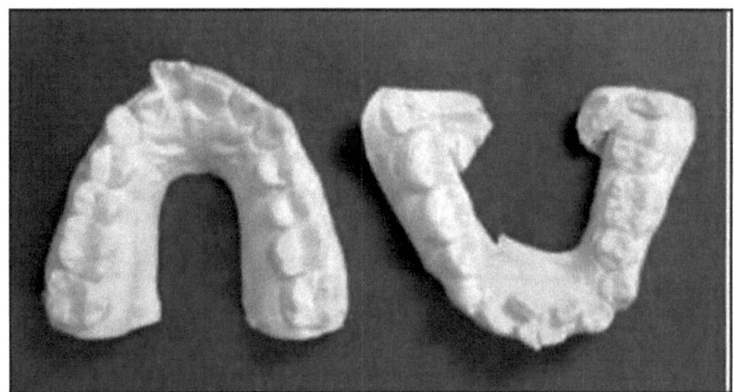

Figura 26: Moldes de gesso após impressão exacta.

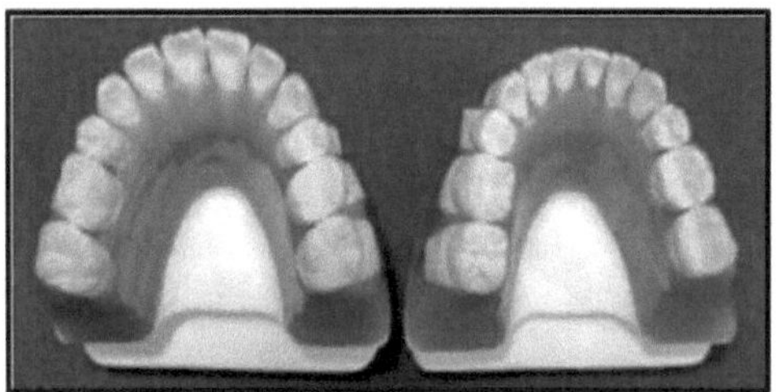

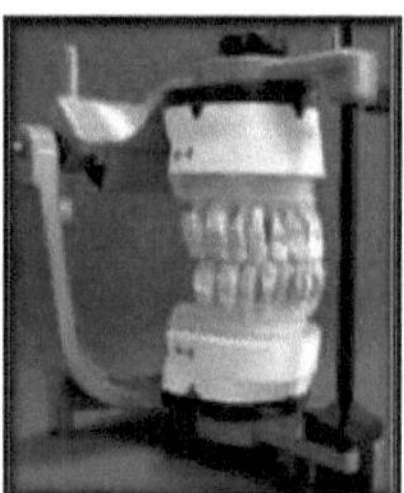

Figura 27: Fabrico da configuração ideal e montagem da configuração num articulador de três pontos.

Preparar o fio de arco ideal para a instalação, utilizando a mesma largura que a ranhura dos brackets que vão ser utilizados (exemplo: com um bracket de ranhura

.018, utilizaremos um fio de arco SS .018 x .025). O arco dobrado deve seguir a forma do arco lingual e deve ser o mais simétrico possível. Antes de efetuar a dobragem do pré-molar, é aconselhável posicionar inicialmente os seis brackets anteriores. Isto fará com que os braquetes tenham o menor espaço possível entre a almofada de malha e a superfície lingual do dente.

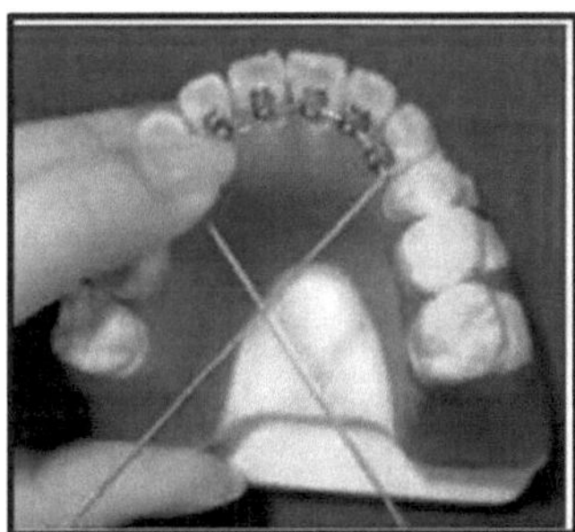
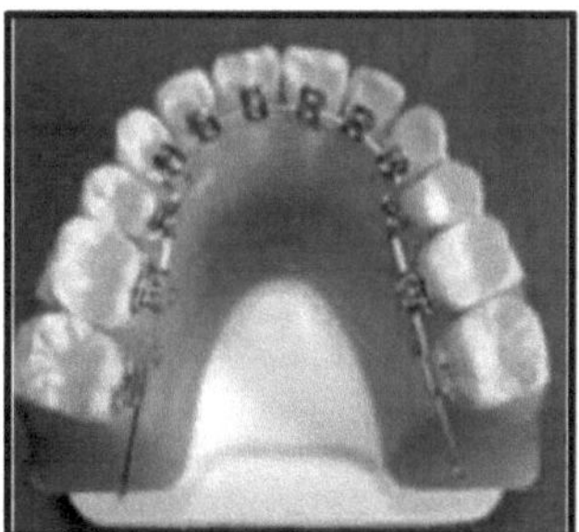

Figura 28: O fio da arcada deve seguir a forma da arcada lingual e deve ser tão simétrico quanto possível.

Por vezes, a forma do bracket não se adapta à anatomia dentária, pelo que teremos de fazer ajustes na almofada de malha, moendo-a ou dobrando-a. Se observarmos que os pré-molares têm uma coroa clínica muito curta, pode ser feito um step-down vertical no fio do arco para compensar; outra opção é construir a cúspide lingual com resina composta. Uma vez que o arco ideal tenha sido feito e os braquetes estejam corretamente posicionados no centro dos dentes, remova o fio de arco do setup e prenda três ganchos cirúrgicos no fio. Isso ajudará a posicionar o fio do arco no setup.

Os ganchos serão posicionados entre os dois incisivos centrais e entre o primeiro e o segundo molar em ambos os lados. Em seguida, os ganchos cirúrgicos são dobrados para lingual. Aquecer três cavilhas e colocá-las na base de cera mesmo por baixo dos ganchos cirúrgicos. Assim que as cavilhas estiverem fixas na cera, o passo seguinte é fabricar as coberturas de resina acrílica que ajudarão a posicionar o fio do arco exatamente quando for feita a ligação.

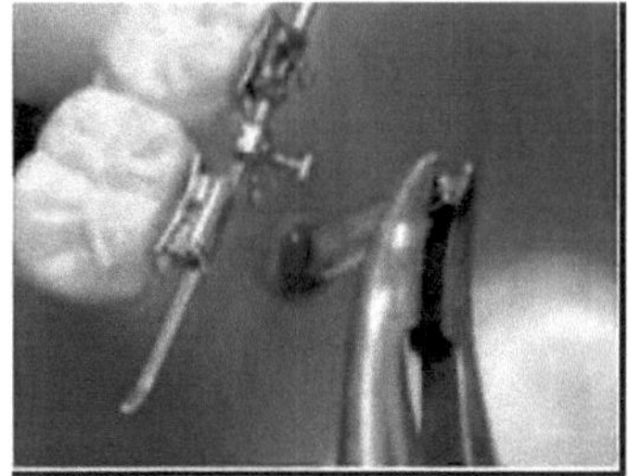 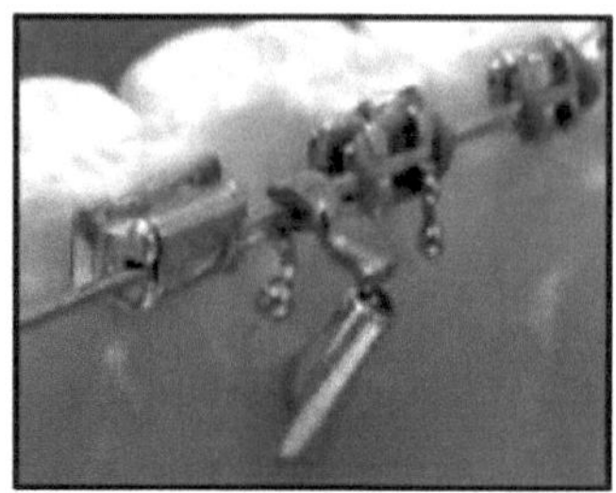

Figura 29: Colocação cirúrgica de gancho crimpável.

Utilizar guta-percha em dois pontos da arcada para manter o fio por um curto período de tempo na sua posição até que as coifas de resina acrílica estejam terminadas. Ao fazer as coifas de resina acrílica, a resina deve cobrir totalmente os ganchos cirúrgicos frisados e parcialmente as cavilhas.

Agora, o fio de arco ideal pode ser posicionado exatamente no modelo em qualquer altura, graças às coberturas de resina acrílica e às cavilhas. De seguida, ensaboar os moldes durante 3 a 4 horas e polir depois. A ensaboagem dos modelos é efectuada em vez da aplicação do separador.

Uma vez que a camada de separação do sabão é bastante fina, os suportes podem ser colados com muito mais precisão, em comparação com a aplicação do separador ao modelo. Transferir a informação da configuração para o bracket. Primeiro, vamos aplicar resina composta fotopolimerizável nas bases do bracket. Posicione o fio do arco no setup com a ajuda das coifas de resina acrílica. Em seguida, cure toda a resina composta fotopolimerizável das bases do braquete.

Agora todas as informações da configuração foram transferidas para os suportes. Este é o momento de iniciar a construção dos núcleos de resina de transferência. Primeiro, cubra todos os brackets com resina dentária provisória (Fermit), prestando especial atenção para não cobrir o fio ideal e cobrindo 1-2 mm dos dentes para além da base do bracket. Este material adere aos brackets e a sua elasticidade facilita a remoção dos núcleos de resina.

Fazer o mesmo para todos os brackets e polimerizar a resina dentária provisória (Fermit® Vivadent). O passo seguinte é marcar com um lápis as cúspides funcionais linguais dos molares e pré-molares. Isto servirá como guia de referência para verificar novamente a altura dos brackets. Os brackets nunca devem ser posicionados mais alto do que as cúspides funcionais.

Outra razão para marcar as cúspides com um lápis é deixar um pequeno orifício no núcleo de resina. Isto permitirá que o excesso de adesivo saia. Em seguida, utilizar uma resina acrílica em pó-líquido para construir os núcleos de resina e, antes de o acrílico endurecer, colocar um anel elastomérico que ajudará a transferir posteriormente os núcleos de resina individuais dos modelos para a boca do doente.

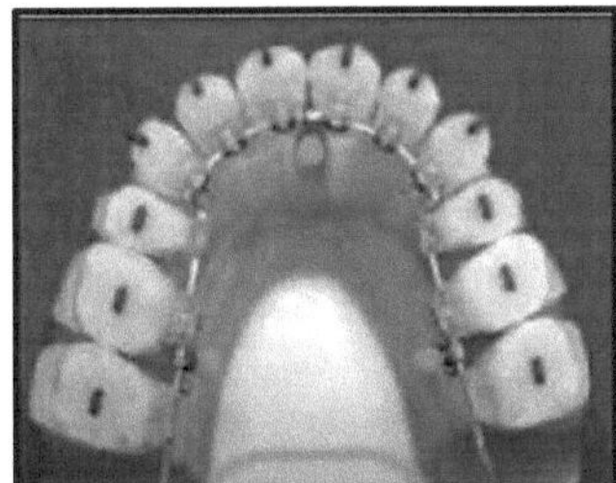

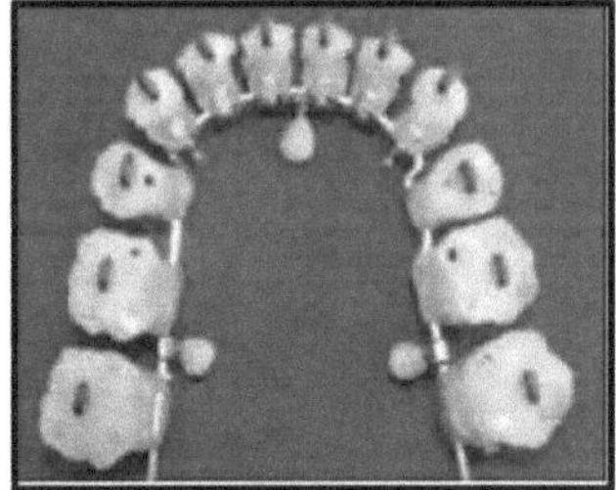

Figura 30: Núcleo de resina de transferência

Quando todos os núcleos de resina estiverem concluídos, são numerados de acordo com o dente e separados da preparação. O excesso de resina é removido. Nesta altura, todos os núcleos de resina de transferência estão prontos; a colagem pode começar. A técnica de ligação é simples, mas tem algumas particularidades. Primeiro, os dentes devem ser condicionados com ácido ortofosfórico. Após 15 segundos, enxaguar com água e secar. Aplique uma fina camada de adesivo na superfície condicionada e, de seguida, aplique uma quantidade muito pequena de adesivo e compósito fotopolimerizável na superfície de ligação do bracket. Pegar cuidadosamente no núcleo de resina de transferência pelo anel elastomérico e assentar o núcleo de resina no dente correspondente. Utilizando uma lâmpada fotopolimerizadora, polimerizar durante pelo menos 20 segundos. Em seguida, com um instrumento pontiagudo, separar a resina acílica do transfer. De seguida, retire a resina dentária provisória (Fermit®) do bracket. Qualquer técnica de colagem indireta em ortodontia lingual deve ser fácil e rápida de executar quando se procede à recolagem de brackets. Com o sistema HIRO, a colagem de brackets é fácil e pode ser feita no consultório num curto espaço de tempo. Os núcleos de resina de transferência utilizados no início do tratamento não podem ser utilizados novamente para a recolagem. Em primeiro lugar, o novo bracket é posicionado no fio ideal do aparelho com um anel elastomérico. De seguida, assenta-se o fio ideal no setup utilizando as coifas de resina acrílica. De seguida, construir o núcleo de resina de transferência como descrito.

Sistema Kommon Base:

As melhorias no design personalizado da base e nos sistemas de colagem levaram ao desenvolvimento de um sistema de colagem direta preciso chamado "Kommon Base". Este sistema baseia-se em três aperfeiçoamentos dos materiais dentários utilizados na ortodontia lingual.

A Kommon Base caracteriza-se por uma base de ligação grande, que foi alargada várias vezes em comparação com a base original do bracket. Isto ajuda a conseguir o melhor encaixe, o posicionamento preciso do bracket e maximiza a força de ligação. A falha do bracket é muito rara.

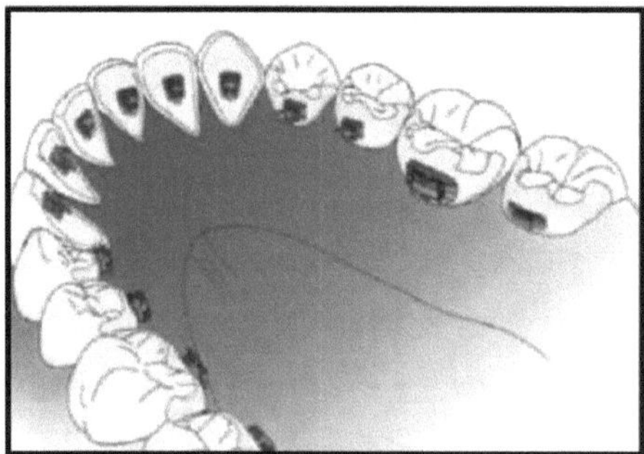

Figura 31: Sistema de base Kommon

Não é necessário utilizar tabuleiros de transferência devido à forma auto-posicionável da Kommon Base.

O Kommon Base é composto por três tipos de resina: resina fluida preenchida de alto fluxo; resina fluida preenchida de baixo fluxo; e resina fluida não preenchida de alto fluxo.

1. A resina fluida de alto fluxo assegura uma forte ligação na interface entre a base do bracket e o compósito de resina, que pode penetrar nas reentrâncias da base do brocket.
2. A resina fluida de baixo fluxo tem boas caraterísticas de manuseamento que evitam o desvio do fio de referência e dos brackets no laboratório.

3. A resina fluida não preenchida de alto fluxo é a parte estendida da Kommon Base - o material espalhado sobre a superfície lingual dos dentes muito finamente, como uma película, à volta da base do bracket. Em casos de interferência oclusal devido a esta parte estendida da base, a resina abrasa facilmente com a função oclusal normal porque é mais macia do que a resina preenchida.

6. Sequência de fios em Ortodontia Lingual

A ortodontia lingual utiliza muito poucos fios, cada um selecionado para realizar tarefas específicas durante o tratamento. Os protocolos a seguir maximizam o potencial de cada fio e reduzem ao mínimo as trocas de arcos, ao mesmo tempo em que produzem resultados de alta qualidade.

1. Primeiros fios da arcada inicial: .016 Ni-Ti (Raramente um 0.0155 ou .0175 Respond)
2. Segundo fio inicial: .016 Special-Plus Wilcocks (australiano) tratado termicamente S.S.
3. Fios intermédios: .017 × .025 TMA
4. Fios de acabamento: .017 × .025 ou .016 × .022 SS
5. Fios de pormenor: Wilcocks (australiano) .016 ou .018 Special-Plus.

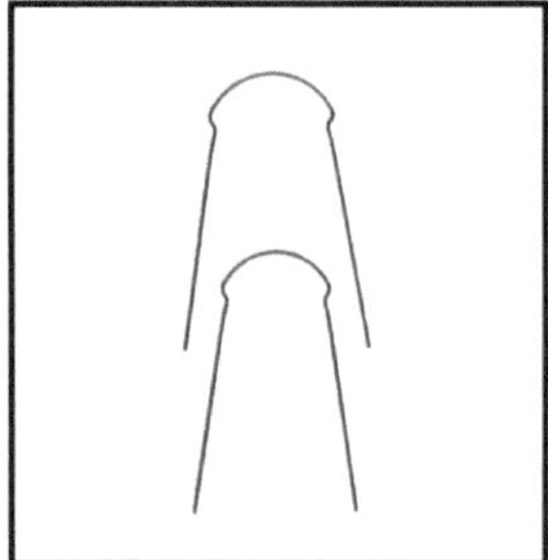

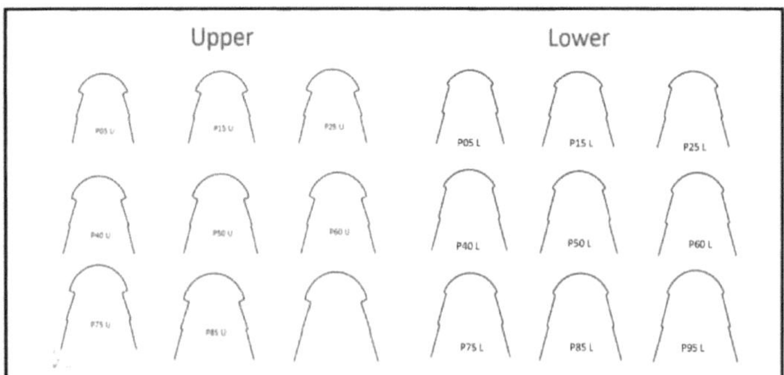

Figura 32: Também estão disponíveis modelos de arcos de arame.

Fios com memória de forma em Ortodontia Lingual:

O principal problema na biomecânica da ortodontia lingual são as curtas distâncias entre os braquetes. Idealmente, os ortodontistas pretendem realizar o movimento biológico dos dentes com uma força baixa e contínua e uma relação momento/força constante, de modo a manter uma relação tensão/deformação baixa.

Os fios de liga com memória de forma são os fios ideais para o alinhamento da primeira fase. O fio Bioforce® fornece 100g na área média da arcada (mesmo que o fio seja deformado para encaixar todas as ranhuras) e 300g na área distal.

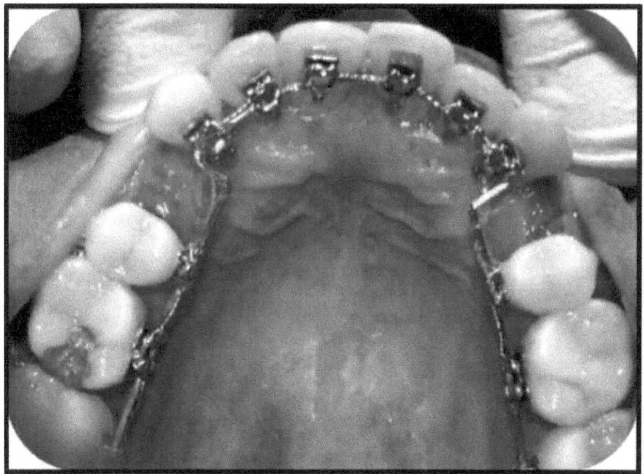

Fig. 33: Distâncias curtas entre braquetes com aparelho lingual.

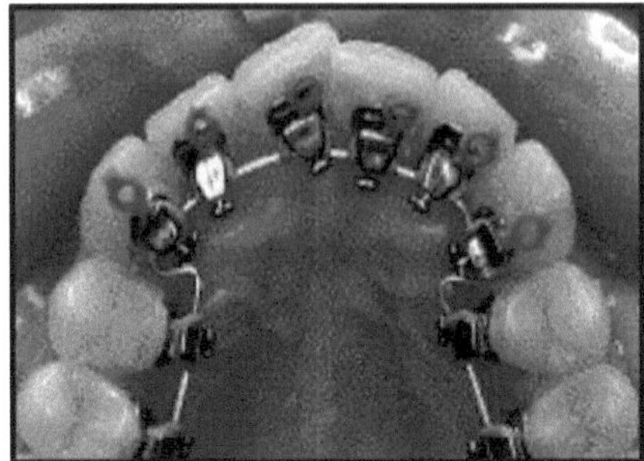

Fig. 34: Um mês de tratamento (2ª consulta): Ligações duplas para reativar o fio.

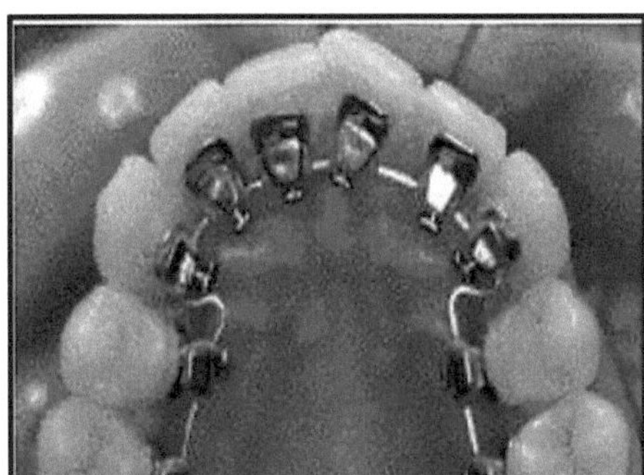

Fig. 35: Dois meses de tratamento (3ª consulta). Note-se o alinhamento quase completo

Diferentes tipos de ligaduras em ortodontia lingual

É essencial que se utilize uma ligadura de aço para os encaixes de bicúspides e molares sempre que forem necessários anéis de avanço ou paragens de molares.

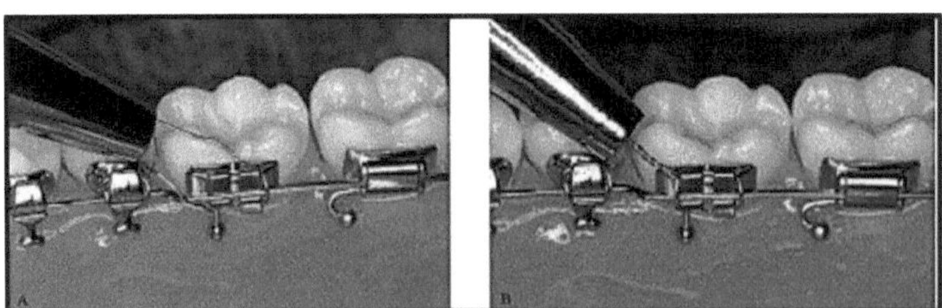

Figura 36: Ligadura de aço molar

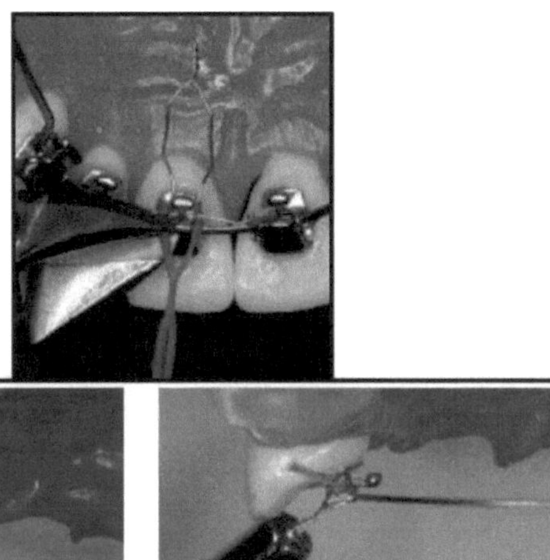

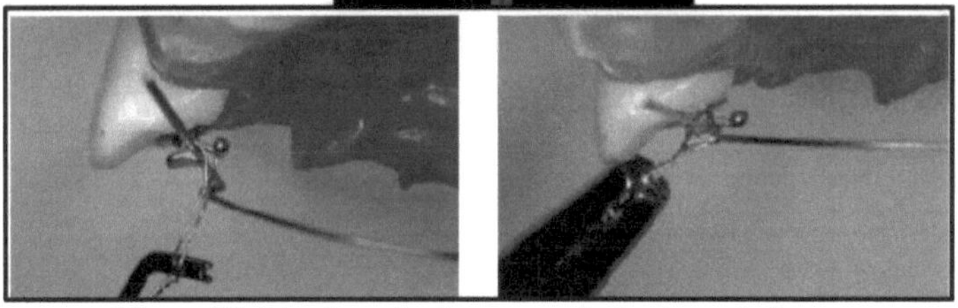

Figura 37: Ligadura dupla em aço de dentes anteriores.

7. Ancoragem em ortodontia lingual

Tanto na ortodontia lingual como na labial, manter a ancoragem durante o tratamento pode ser um desafio. O fornecimento e controlo da ancoragem é um requisito fundamental para o sucesso do tratamento da maioria das más oclusões, independentemente da técnica de tratamento.

Quando se utiliza a técnica lingual, os problemas específicos relacionados com a obtenção de uma ancoragem adequada podem ser atribuídos a uma série de factores.

1. A maioria dos pacientes que procuram a ortodontia lingual são adultos não crescidos com más oclusões mutiladas com um ou mais dentes em falta.

2. Frequentemente, existe uma condição periodontal comprometida com níveis reduzidos de osso alveolar, reduzindo o valor de ancoragem da dentição.

3. Estes doentes, enquanto grupo, têm elevadas exigências estéticas que impedem a utilização de muitos dispositivos convencionais de ancoragem ortodôntica, como os aparelhos extra-orais, e requerem a retração maciça de todos os dentes anteriores; por conseguinte, não se recomenda a mecânica de retração dos caninos seguida de retração dos incisivos.

4. A colocação de brackets linguais causa invariavelmente abertura anterior da mordida e desoclusão posterior em casos com sobremordida normal ou profunda.

5. Embora a contribuição de uma oclusão intercuspidada para o fornecimento de um grau de ancoragem possa ser discutível e varie com diferentes más oclusões, o efeito do plano de mordida do aparelho lingual com a consequente perda de intercuspidação em certos casos reduz a ancoragem.

Tendo em conta os requisitos de ancoragem para este procedimento, as "seis chaves para o controlo da ancoragem na mecânica de deslizamento lingual" foram sugeridas como um meio de proporcionar o máximo controlo da ancoragem.

Mecânica utilizada para controlar a ancoragem no arco superior

As vantagens mecânicas obtidas com o tratamento lingual são o torque radicular vestibular e a rotação distal dos molares, especialmente devido à ancoragem óssea cortical facilmente estabelecida. Uma força intrusiva é aplicada nas cúspides funcionais ou linguais dos molares superiores, pois o aparelho é colocado próximo a essas cúspides. Assim, a discrepância CO-CR causada pelo contacto inicial primário e a rotação mandibular no sentido dos ponteiros do relógio causada pelo alongamento dos molares são reduzidas.

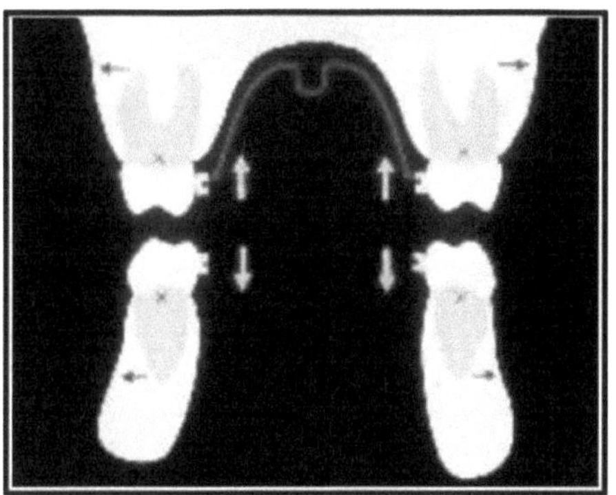

Figura 38: Força de intrusão aplicada nos molares superiores resultando em ancoragem óssea cortical.

Ancoragem na arcada superior

Ancoragem máxima (arcada superior): As mecânicas de alça helicoidal e alça em T (.017 × .025 TMA) são combinadas com um arco transpalatino e um arco seccional vestibular do primeiro ao segundo molar superior para estabilização. Além disso, são usados aparelhos extrabucais de tração alta e elásticos de Classe II.

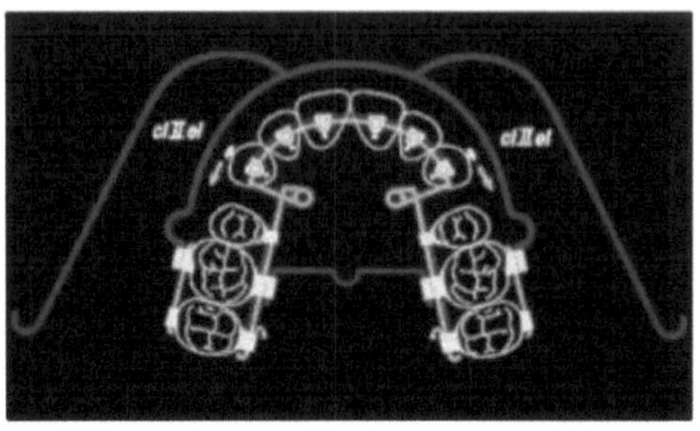

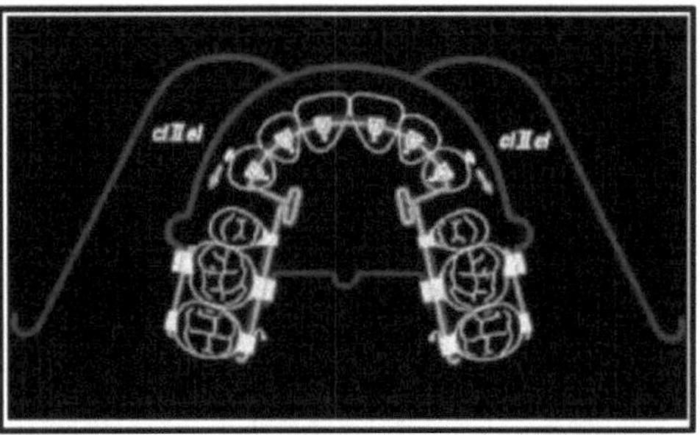

Figura 39: A rotação distal pode ser facilmente estabelecida com os dentes posteriores através de forças de retração

Ancoragem moderada (arcada superior) - A mecânica L-loop é combinada com um arco transpalatino para evitar um efeito de curvatura transversal. O segmento anterior (3|3) e o segmento posterior (7-5|5-7) são "em oito" com fio de ligadura. Quando não se pode utilizar uma arcada transpalatina, utiliza-se uma mecânica de deslizamento colocando uma corrente de força desde a lingual do canino até à lingual do segundo pré-molar em casos de extração de primeiros pré-molares.

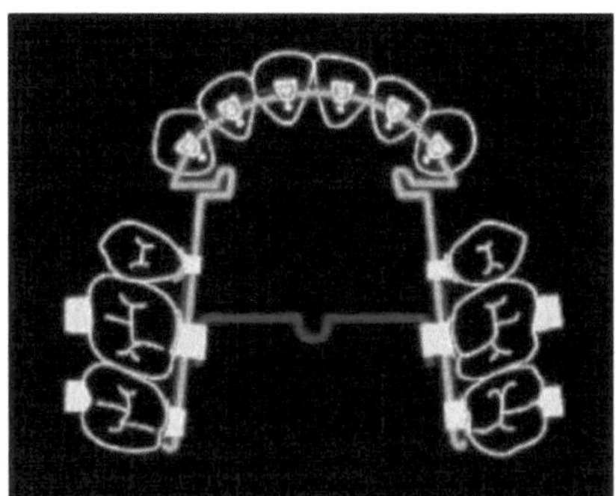

Figura 40: Preparação da ancoragem para casos de ancoragem moderada na arcada em U.

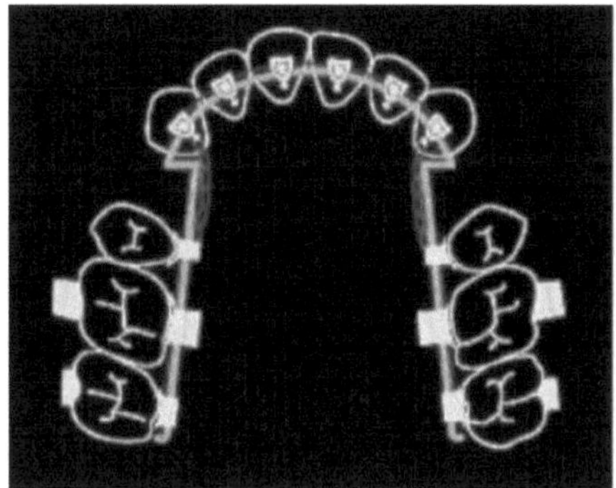

Figura 41: Caso com mecânica de laço L no arco u.

Ancoragem mínima (arcada superior): Os espaços de extração são fechados por uma força elástica recíproca, com uma corrente de força colocada tanto na vestibular como na lingual do canino e do primeiro molar. O segmento anterior (geralmente 4|4) é "em forma de oito" com fio de ligadura. Frequentemente, os casos que requerem um controlo mínimo de ancoragem são aqueles em que os segundos pré-molares foram extraídos e o movimento do molar mesial é encorajado. Por vezes são utilizados elásticos de Classe III para aumentar o movimento mesial dos molares.

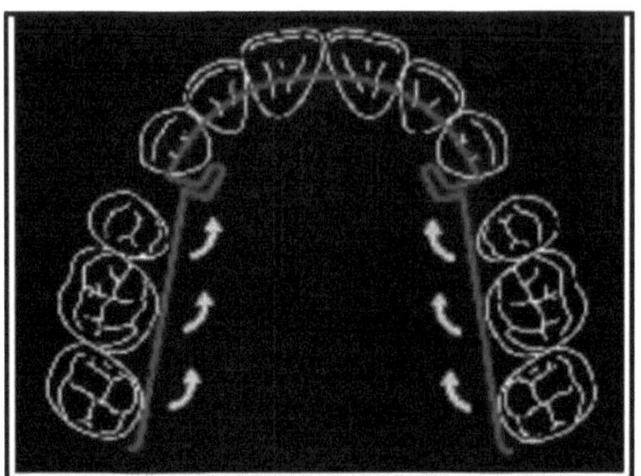

Figura 42: Ancoragem mínima no arco superior

Ancoragem no Arco Inferior

Ancoragem máxima (arcada inferior): É utilizada uma cadeia de força elástica na lingual, com um arco seccional vestibular para estabilização (.017 × .025 TMA ou .016 × .022 SS). O segmento anterior (3|3) e o segmento posterior (7-5|5-7) é "em forma de oito" com fio de ligadura. Os elásticos de Classe III são usados tanto vestibularmente quanto lingualmente para ancoragem reforçada.

ANCHORAGEM MODERADA (ARCO INFERIOR) A mecânica de deslizamento é utilizada com forças elásticas recíprocas (cadeias de força de 3-5 em ambos os lados). O segmento anterior (3|3) e o segmento posterior (7-5|5-7) são "em forma de oito" com fio de ligadura. No entanto, os fios segmentares vestibulares não são necessários.

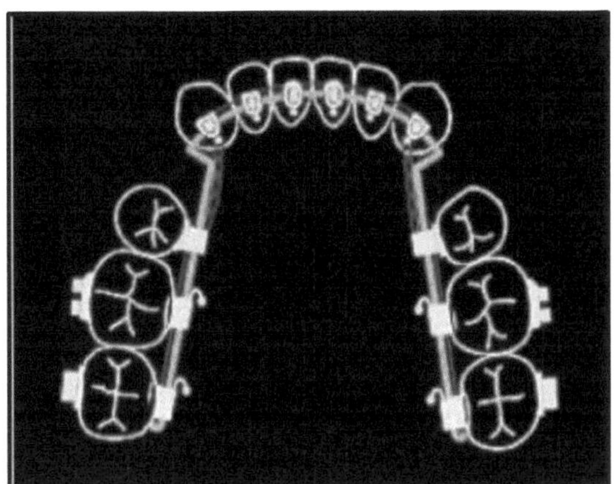

Figura 43: Aumento da ancoragem

Ancoragem mínima (arcada inferior): A maioria dos casos que requerem uma ancoragem mínima são aqueles em que **os segundos pré-molares foram extraídos**. Uma cadeia de força elástica é colocada circularmente a partir da lingual do primeiro molar, circundando o canino, e fixando-se à vestibular do primeiro molar.

Os elásticos de Classe II são utilizados para facilitar o movimento mesial dos molares. O elástico anterior

O segmento (4 |4) é "em forma de oito" com fio de ligadura. Como os molares se movem mesialmente, a recessão gengival sobre a raiz mesial do primeiro molar deve ser evitada.

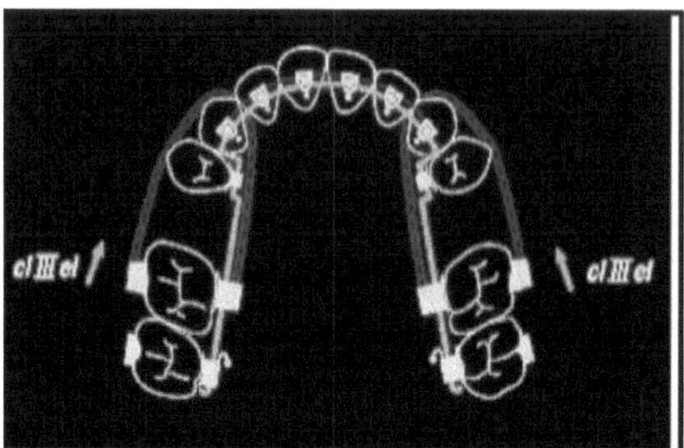

Figura 44: Corrente elástica envolvendo o molar ao canino.

1. Prescrição padrão de braquetes lingual-jig no segmento anterior, com ligeiro torque extra e sem ponta extra para tratamento de extração, e posteriormente, posição descentrada mesial e angulação mesial dos braquetes molares.

2. Abordagem bi-dimensional, com a sua caraterística inerente de menor atrito durante a mecânica de deslizamento.

3. Batentes posteriores para abertura da mordida.

4. Forças ortodônticas ligeiras para o encerramento de espaços, com mecânica de classe I (cadeia elastomérica), classe II ou classe III (elástica).

5. Inclusão dos segundos molares na unidade de ancoragem.

6. Colocação de uma curva de Spee exagerada ou invertida, no arco de fechamento de espaço maxilar e mandibular, respetivamente.

8. Prescrição e posicionamento do bracket

O controlo de ancoragem refere-se à restrição de movimentos dentários indesejados desde a fase inicial do tratamento, nas três dimensões do espaço: sagital, vertical e lateral. É importante que toda a movimentação dentária seja realizada tendo em mente a posição final do dente, desde a fase inicial do tratamento de nivelamento e alinhamento, sem agravar a má oclusão subjacente. O aparelho lingual, assim como o aparelho labial pré-ajustado, tem a tendência de inclinar os dentes anteriores para frente durante a fase de nivelamento. Isso ocorre devido à ponta embutida nos braquetes anteriores. Para os aparelhos labiais edgewise, Bennet e Mclaughlin sugerem o uso de lace back para evitar essa inclinação.

Esta técnica também é eficaz para minimizar a inclinação para a frente dos incisivos durante o alinhamento em LO. Durante o fechamento do espaço, os dentes anteriores têm uma tendência a retroinclinar. Andrews e Roth sugerem a construção de torque extra nos braquetes incisivos pré-ajustados para vestibular, e um anti-tip e anti-rotação nos braquetes dos caninos, pré-molares e molares. Essa idéia foi adaptada por Kurz e Bennett para o aparelho lingual. No entanto, o aumento da ponta e do torque pode aumentar a carga na ancoragem posterior e reduzir o controlo da ancoragem. A solução proposta por Bennet e McLaughlin para o aparelho pré-ajustado labial é manter a prescrição padrão para todos os casos de extração e não-extração, devido à redução do nível de força. Assim, evita-se a retroinclinação dos incisivos superiores durante o fechamento do espaço e a inclinação distal dos caninos, o que exige o aumento da prescrição de torque, antitombamento e antirrotação e, consequentemente, aumenta o desgaste da ancoragem posterior. Com base nesses princípios, o aparelho lingual pode permanecer com uma prescrição padrão, sem alterar o torque e a ponta individualmente de caso para caso.

O dispositivo de precisão para o posicionamento direto e indireto dos brackets linguais (LBJ), concorda com esta noção, ou seja, a mesma prescrição é aplicada para todos os tipos de tratamento e más oclusões, com e sem extração. A prescrição LBJ segue a lógica da prescrição dos braquetes labiais Hilgers Bios, que apresenta um ligeiro sobretorque e uma ponta normal para os braquetes anteriores. Quando é necessário um binário adicional, este é incorporado no sistema. Nas fases de tratamento, quando o torque é excedente, o tamanho do fio é reduzido abaixo da tolerância do bracket. O nível de força deve ser reduzido durante o fecho do espaço, utilizando ligaduras ou correntes elásticas leves.

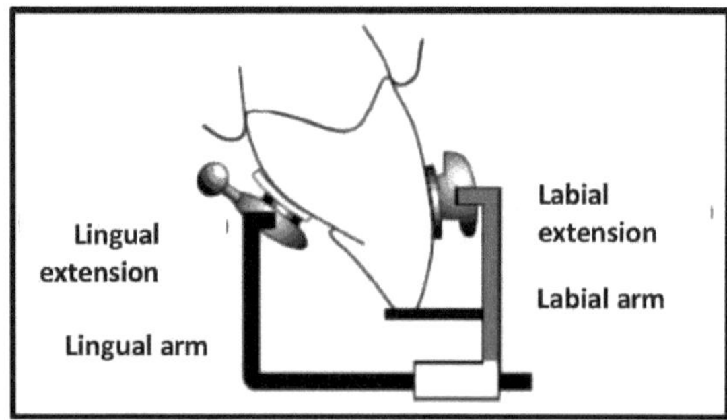

Figura 45: Posicionamento do suporte.

Maxillary teeth	Torque (degrees)	Angulation (degrees)
Central incisors	+18	+5
Lateral incisors	+10	+9
Canines	+3	+10
Posterior teeth	0	0

Fig 46: Prescrição de gabarito de braquete lingual.

Para evitar o movimento mesial dos dentes posteriores na fase inicial do tratamento, os braquetes molares devem ser posicionados com uma inclinação mesial (posição de ponta para trás). Quando o controle de ancoragem é considerado no plano vertical, o aparelho lingual tem a tendência de extrusão dos incisivos na fase inicial de nivelamento, devido ao torque embutido e ao uso de fios retangulares para alinhamento e nivelamento. O controlo vertical anterior, que contraria a extrusão dos incisivos, é feito automaticamente nos casos de mordida profunda, através do contacto dos incisivos mandibulares com o plano de mordida embutido nos brackets anteriores. O controlo vertical de molares e pré-molares é necessário em casos esqueléticos de ângulo elevado, em que os brackets criam desoclusão dos dentes posteriores. Para evitar a extrusão dos dentes posteriores e uma maior abertura do ângulo do plano mandibular, pode ser utilizado um batente oclusal posterior ou uma placa de mordida.

Para o controlo da ancoragem lateral, deve ser evitada a rotação mesiovestibular excessiva dos molares nas fases iniciais do tratamento, quando existe recessão gengival da raiz mesiovestibular. O braquete do molar não deve ser posicionado no centro da superfície palatina, como instruído pelo fabricante, mas fora do centro, mais mesialmente. A localização mesial, com a posição de inclinação mesial do braquete molar, permite o controlo da ancoragem sagital e lateral durante o tratamento inicial. O sulco vestibular é a referência para a correta inclinação do braquete do molar superior, que mostra 5 graus. Semelhante a esta técnica, o braquete do molar inferior deve ser colocado com uma inclinação mesial de 2 graus, que é o ângulo entre o sulco vestibular da mandíbula e o plano oclusal

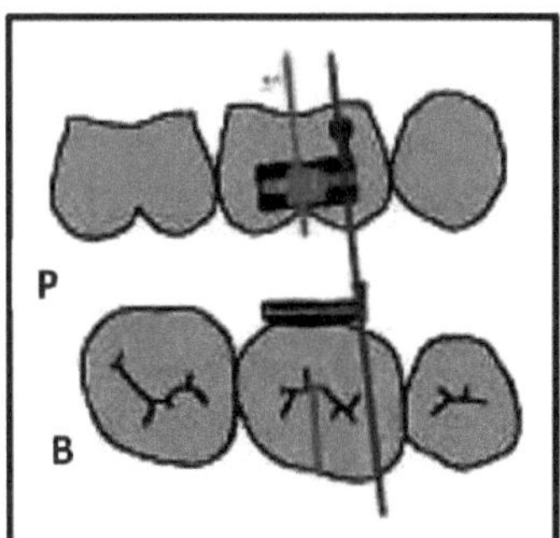

Figura 47: O sulco vestibular é a referência para a inclinação correta do braquete do molar superior, 5 graus.

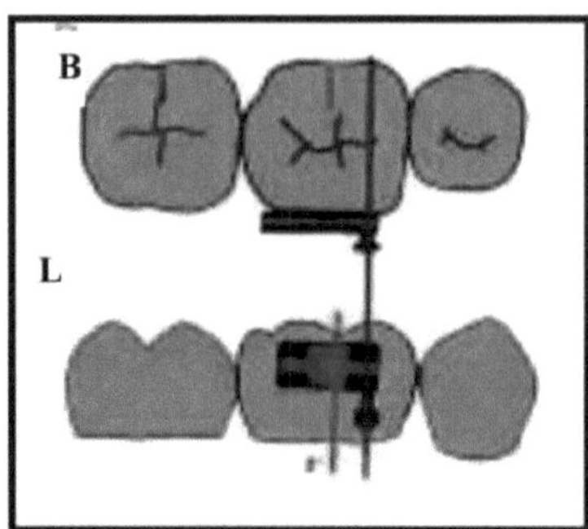

Figura 48: O bracket do molar inferior deve ser colocado com uma inclinação mesial de 2 graus

Durante o fechamento do espaço, uma corrente elástica é amarrada entre o canino ou pré-molar e o braquete do molar, criando rotação do molar e expansão da arcada como efeitos colaterais. Ao mesmo tempo, as raízes vestibulares dos molares são torcidas labialmente contra a placa cortical para obter a ancoragem óssea cortical. Para evitar a rotação excessiva do molar, a corrente elástica não deve ser ligada ao molar terminal e deve ser colocada uma curva anti-rotação no espaço que fecha o fio. O controlo das rotações e dos movimentos de roll-in dos dentes diretamente adjacentes aos locais de extração é proporcionado pela utilização de ligaduras de aço em vez de módulos elásticos nestes dentes.

1 . **Abordagem bidimensional:** A diferença mecânica mais significativa entre as técnicas labial e lingual é o ponto de aplicação da força. Na LO, durante a retração dos dentes anteriores, os incisivos tendem a retroinclinar-se devido à localização palatina dos seus brackets linguais. Para evitar esse efeito colateral e a perda de torque, Kurz sugere que o posicionamento dos braquetes anteriores com 10 graus de sobre-torque pode compensar essa tendência. Entretanto, esse excesso de torque pode afetar a ponta dos incisivos e aumentar a proximidade da raiz, descrito por Andrews como o efeito roda de carroça para o aparelho vestibular. Esse mesmo efeito ocorre na Ortodontia Lingual. Kurz e Bennett recomendam posicionar os dentes anteriores numa sobre-ponta de 4 a 6 graus (anti-ponta).

Tanto o torque adicional como a ponta têm um efeito significativo na ancoragem posterior. O reforço da ancoragem é necessário quando se usa essa mecânica, adicionando aparelhos orais extras ou outros aparelhos adjuntos. Por conseguinte, para evitar uma drenagem excessiva da ancoragem posterior, recomenda-se um binário normal (ou apenas ligeiramente aumentado) e uma angulação normal. A combinação de dois tamanhos diferentes de slot, um pequeno anteriormente e um grande posteriormente, tem sido descrita na técnica vestibular como a abordagem bidimensional, ou tamanho diferencial de slot (DSS), proposta pela primeira vez por Schudy e mais tarde por Gianelly et al. A vantagem desta técnica é um encaixe precoce dos brackets anteriores com fios leves, tirando partido da sua prescrição incorporada, e um controlo imediato do torque que evita a inclinação lingual das coroas anteriores durante a fase de retração. O uso de um slot de 0,018 x 0,025 polegadas para os seis dentes anteriores na abordagem bidimensional LO tem uma vantagem adicional devido à pequena distância entre braquetes, o que aumenta a rigidez do fio. Ou seja, embora um fio de tamanho relativamente médio (comparado com 0,022 x 0,028 polegadas) seja incorporado, tanto o engajamento total quanto a rigidez são alcançados na fase inicial do tratamento.
A retração em massa dos dentes anteriores, com o controle da ponta e do torque, exige muito da ancoragem posterior. No entanto, o uso de braquetes slot 0,022 x 0,028" para os dentes posteriores facilita o uso de arcos subdimensionados nos segmentos posteriores, proporcionando uma melhor mecânica de deslizamento com menor resistência ao atrito74 . Isso resulta em uma retração previsível e fechamento de espaço, enquanto mantém a posição vertical correta dos dentes anteriores. Também é possível usar um fio bi-dimensional com dimensões de 0,018 x 0,025 polegadas para os dentes anteriores e um fio redondo de 0,018 polegadas para os dentes posteriores, em vez de um sistema de braquetes bi-dimensional.

1. **Abertura da mordida:** Uma abertura de mordida anterior imediata é alcançada em casos de mordida profunda em LO, devido ao contacto dos incisivos mandibulares no plano de mordida, que é um componente integrado dos suportes

linguais dos incisivos maxilares. Esta abertura de mordida é um fator importante no controlo da ancoragem em LO, uma vez que a presença de uma mordida profunda impede a redução total do overjet durante a retração do segmento anterior do maxilar, uma vez que se desenvolve um contacto prematuro. Esta interferência produz imediatamente o esgotamento da ancoragem. No entanto, a abertura da mordida anterior está associada a uma desoclusão posterior que pode reduzir o valor de ancoragem dos dentes posteriores, uma vez que a interdigitação posterior é excluída. Em casos de mordida profunda de Classe II com grande overjet, o paciente pode ocasionalmente morder atrás dos braquetes, e não no plano de mordida do braquete como desejado. Esta reação contraria a abertura da mordida induzida pelo bracket e impede o movimento posterior dos incisivos superiores. Recomenda-se a abertura da mordida usando batentes posteriores em acrílico ou compósito. Estes batentes devem permanecer no local durante a retração dos incisivos, até que o doente seja capaz de morder no plano de mordida anterior do bracket e não atrás dele. Este batente de mordida pode também contribuir para a ancoragem, ligando o primeiro e segundo molares como uma unidade posterior sólida e construindo indentações da arcada dentária antagonista.

2 . Magnitude da força e direção das forças: Forças pesadas para o encerramento do espaço podem levar à perda do controlo do torque, da rotação e da ponta. A perda do controlo do torque resulta na verticalização dos incisivos superiores, com oclusão posterior de Classe II. Os molares superiores podem inclinar-se mesialmente com a cúspide palatina pendurada, resultando em interferências funcionais. Pode desenvolver-se mordida aberta lateral (efeito de arqueamento vertical), que é difícil de controlar. Forças pesadas podem deteriorar o controlo da rotação. Os dentes adjacentes aos locais de extração podem rolar para dentro se os espaços forem fechados muito rapidamente. Pode observar-se uma rotação mesiovestibular dos molares e uma expansão da arcada (efeito de arco transversal), bem como um controlo reduzido das pontas. Durante o fechamento do espaço com forças pesadas, pode ser observada a inclinação distal indesejada dos caninos e a inclinação mesial dos pré-molares e molares, juntamente com uma tendência para a abertura lateral da mordida. Por conseguinte, devem ser aplicadas forças ligeiras para o encerramento do espaço. A direção da força pode ser controlada pelo uso de elásticos de Classe I, II ou III. A força necessária para o fechamento do espaço de Classe I é fornecida por correntes elastoméricas ortodônticas intra-arco, produzindo uma força inicial de 150 a 200 g por lado (50 a 65 g por dente). A corrente elástica, que é substituída a cada 6 semanas, produz um fechamento suave e lento do espaço de 0,5 a 1 mm por mês. Podem ser adicionados elásticos de classe II para um controlo máximo da ancoragem. Para aumentar o componente de força horizontal e diminuir o componente de força vertical desses elásticos intermaxilares, eles devem ser esticados entre o incisivo lateral superior e o segundo molar inferior. Para facilitar a aplicação, os elásticos de Classe II podem ser estendidos entre um braquete de incisivo lateral lingual maxilar e um acessório de molar labial mandibular, ou de um botão transparente labial no canino (que é um compromisso estético, já que um botão labial de incisivo lateral é inestético) para um acessório de molar labial. A magnitude da força de aproximadamente 70 a 100 g é alcançada com elásticos médios de 316 polegadas ou 1/8 polegadas, trocados diariamente pelo paciente.

3. **Inclusão do segundo molar na arcada:** O conceito de usar múltiplos dentes para formar uma grande unidade de ancoragem contrabalançada, ou seja, incluir o segundo ou terceiro molar na Ortodontia Lingual, é um pilar central do sistema de controlo de ancoragem LO. Este conceito baseia-se na premissa de que a maioria dos pacientes com LO são adultos com segundos ou terceiros molares completamente desenvolvidos e que o uso de ancoragem extra-oral é irrelevante, ou seja, o "valor de ancoragem" (AV) dos seis dentes anteriores superiores (1.412) é quase igual (90%) ao do segundo pré-molar e primeiro molar de ambos os lados (1.574), mas é substancialmente menor (57%) quando os segundos molares são incluídos (2.474). Assim, quando o segmento posterior é reforçado pelos segundos molares, o seu valor de ancoragem é quase o dobro do segmento anterior. Para a mordida profunda, os segundos molares superiores são rotineiramente incluídos na arcada dentária, não só do ponto de vista do reforço de ancoragem, mas também para controlar a erupção do segmento posterior durante a desoclusão produzida pelo plano de mordida dos braquetes anteriores.

No entanto, em casos de extração com sobremordida normal ou reduzida, os segundos molares são incluídos na arcada LO estritamente para reforço de ancoragem.

4. Colocação de uma curva de Spee exagerada ou invertida: Fio de arco de fechamento de espaço. Curva de Spee acentuada e inversa podem ser colocadas nos arcos maxilar e mandibular, respetivamente, para adicionar mais torque e controle vertical, que produzem inclinação da raiz mesial ou angulação da coroa distal no segmento posterior Vantajosamente, o torque da raiz lingual ou torque da coroa vestibular fornecido aos incisivos é menos efetivo com braquetes linguais do que com braquetes vestibulares, já que os braquetes linguais estão mais próximos do centro de resistência desses dentes Os momentos criados nos molares aumentam o valor de ancoragem dos molares. Momentos diferenciais também têm sido descritos clinicamente como métodos para estabilizar a posição dos molares.

9. Mecânica de tratamento com Ortodontia Lingual

As etapas do tratamento em casos de extração dividem-se, grosso modo, em quatro etapas:

1. Nivelamento inicial: Retração parcial de cúspides e nivelamento de seis dentes anteriores.
2. Estabelecimento do binário;
3. Retração em massa
4. Pormenores.

Nivelamento inicial:

No tratamento ortodôntico lingual, o nivelamento inicial é feito em duas fases, dependendo da quantidade de apinhamento dos dentes anteriores, nomeadamente, retração parcial dos caninos e nivelamento anterior. A retração parcial dos caninos é feita para permitir o alinhamento dos quatro dentes anteriores e o nivelamento anterior dos seis dentes anteriores. Normalmente, a retração total do canino não é feita nesta fase por uma razão estética que criaria espaços entre os dentes anteriores, particularmente entre o incisivo lateral e o canino.

Arco lingual: Uma vez que uma arcada lingual permite a retração dos caninos e pré-molares, bem como a correção da mordida cruzada com ancoragem máxima sem prejudicar a função lateral, é muito eficaz quando os brackets não podem ser colocados corretamente devido a um apinhamento anterior grave.

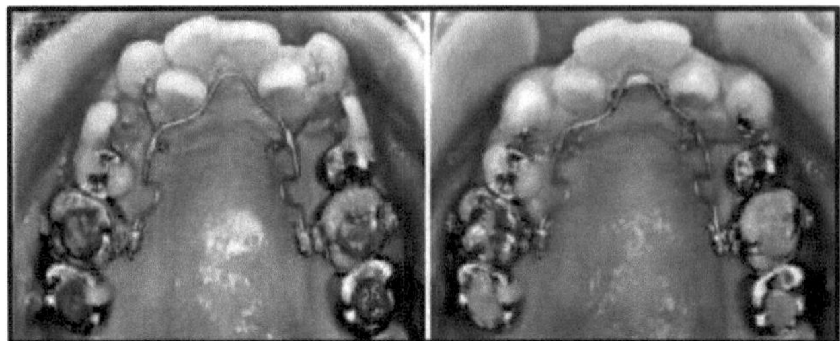

Fig. 49: Um grampo lingual fixado à superfície lingual do canino é ligado a uma mola soldada num arco lingual com uma corrente eléctrica.

Uma presilha lingual fixada na superfície lingual do canino é ligada a uma mola soldada num arco lingual com uma corrente de força, e a retração do canino é conseguida com uma força leve e contínua. Quando o paciente morde o aparelho devido à presença de uma mordida profunda, ou quando se pretende corrigir uma mordida cruzada, é aplicado cimento de resina composta ou de ionómero brilhante nos segundos molares superiores para elevar a mordida. A quantidade de material a aplicar é menor e o tempo necessário para o fazer é mais curto do que quando se colocam brackets desde o início. Assim, impõe menos encargos aos pacientes e a função lateral é pouco afetada.

Arame de arco completo com presilhas:

Os arcos utilizados nesta fase são 0,0 12, 0,0 14, 0,016 fio de níquel titânio, 0,016 fio de liga de titânio molibdénio CTMA). Quando o apinhamento anterior é ligeiro e apenas é necessária uma pequena quantidade de retração do canino, são incorporados laços no fio de nivelamento e a retração do canino é feita com mecânica de deslizamento utilizando uma corrente eléctrica.

A retração da ansa, mas não do suporte do segundo pré-molar, impede que o segundo pré-molar se incline para a frente, evitando assim o comprometimento da função oclusal lateral.

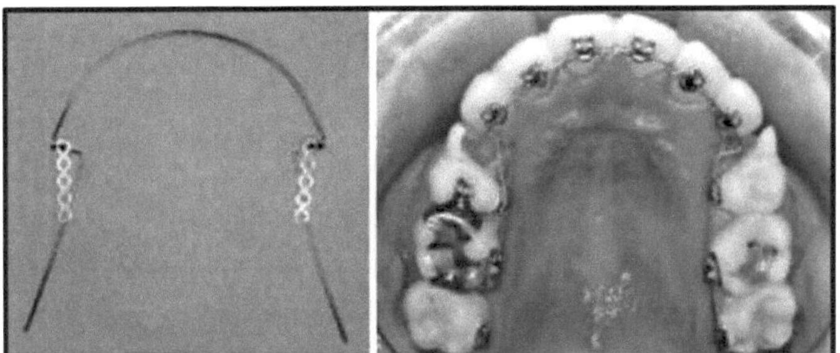

Figura 50: Arame de arco em forma de cogumelo

Quando o apinhamento impede a colocação do bracket, são utilizadas molas helicoidais NiTi open push entre os anterios para criar espaço ativamente. Normalmente, é utilizado um fio NiTi 0.012, 0.014 e 0.016, e um fio TMA 0.016. É feita uma ansa num local o mais próximo possível do bracket no segundo pré-molar. Bucolingualmente; a posição do laço deve ser o mais bucal possível, uma vez que os caninos são refractados distalmente e bucalmente.

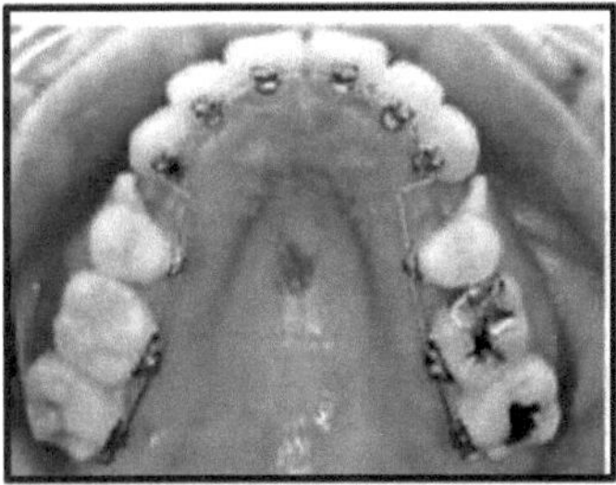

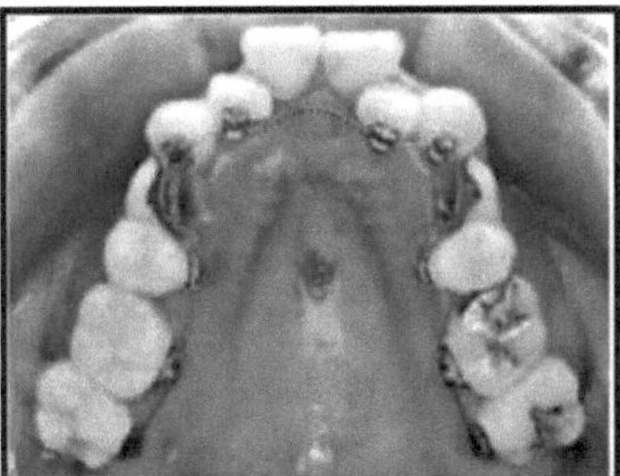

Figura 51: Nivelamento anterior: (Após retração parcial do canino)

Os fios da arcada utilizados são 0.0 10, 0.0 12, 0.0 14, 0.0 16, 0.016 x 0.016 fio NiTi). Depois de completada a retração parcial dos caninos, ou quando o apinhamento existente é ligeiro, são colocados brackets em todos os dentes e os seis anteriores são nivelados com fios de arcada completa. Uma vez que o sistema STb permite o movimento dentário com baixo atrito e baixa força, se for utilizado um fio 0,013 ou menor, o nivelamento e a correção da rotação são alcançados de forma muito suave. Por isso, um fio 0,013 ou mais pequeno é utilizado como fio inicial. Quando a rotação está presente, é desejável corrigi-la ativamente com cadeias de força. A forma do fio do arco de nivelamento é muito simples. Os degraus verticais para os dentes anteriores não são normalmente adicionados ao fio de nivelamento maxilar. A parte posterior do fio não deve ter um inset, e é-lhe dada uma forma ligeiramente curvada para fora. A quantidade de inserção do canino é determinada pela configuração, e é geralmente de cerca de 4,0 mm.

De seguida, o fio de nivelamento mandibular, tal como o fio de nivelamento maxilar, não é normalmente fornecido com degraus verticais para os dentes anteriores. A parte posterior é mantida reta, ou seja, sem inserções ou uma curva na forma do arco. A quantidade de inserção do canino é geralmente de cerca de 3,0 mm, cerca de 1,0 mm menos do que a inserção do maxilar.

Métodos de correção da rotação.

1. Winging: Quando os dentes anteriores ou pré-molares adjacentes entre si são rodados em sentido inverso, a rotação é ativamente corrigida com cadeias de força que se estendem de um bráctea lingual para outro.

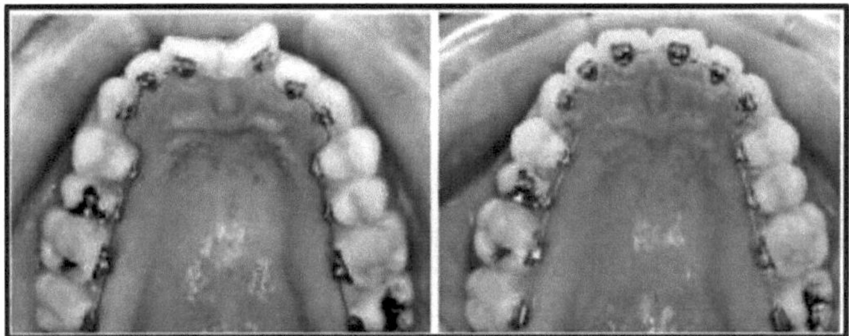

Figura 52: Correção da rotação mesial - in dos incisivos

Rotação dos pré-molares:

Os pré-molares rodados são corrigidos com grampos linguais colados na superfície lingual, botões linguais colados na superfície vestibular e correntes de força colocadas bucolingualmente

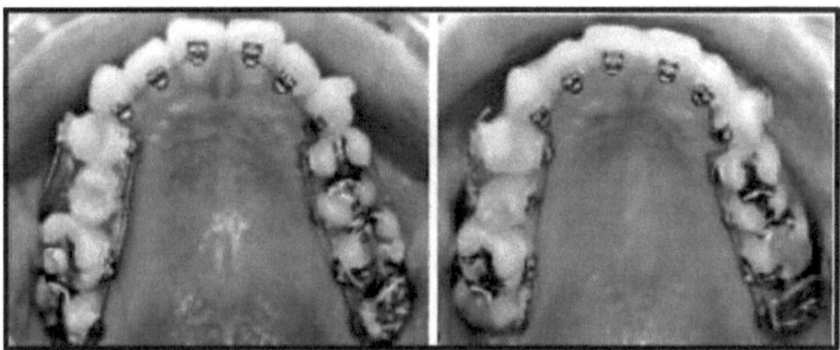

Figura 53: Correção de pré-molares rodados com recurso a cadeias eléctricas

2. Laço de rotação de Smith: O ligamento rotatório de Smith permite que a rotação seja corrigida sem mover os dentes mesialmente ou distalmente. No entanto, quando este tirante é utilizado, deve estar disponível um espaço maior do que a largura horizontal do dente em rotação.

3. Rotação dos dentes anteriores: Depois de ter sido criado espaço suficiente para a correção da rotação com o uso de molas helicoidais abertas, e antes de o fio ser ligado aos brackets, são coladas presilhas linguais nas superfícies linguais dos dentes e são colocadas cadeias de força para corrigir a rotação até

certo ponto. Em seguida, os braquetes são colocados e o fio do arco é ligado, e a rotação é totalmente corrigida.

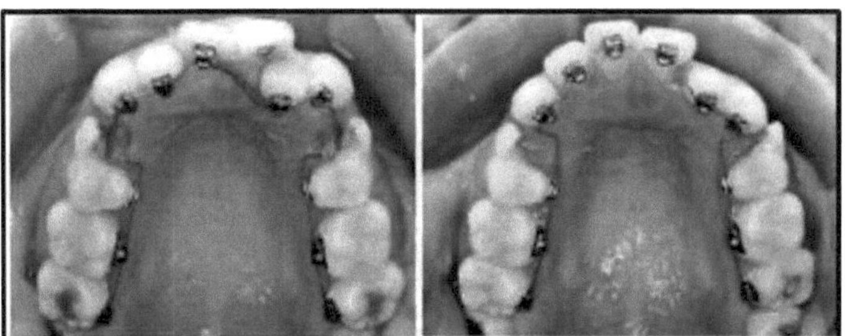

Figura 54: Após a recuperação do espaço, a rotação dos incisivos é corrigida

Precauções na fase de nivelamento:

Como tende a ocorrer um efeito de curvatura vertical durante o nivelamento, deve prestar-se a devida atenção à posição e à inclinação de cada dente. São necessárias precauções, particularmente no caso de caninos altos ou com inclinação distal.

Num paciente com caninos altos, durante o nivelamento com fios de arcada completa, quando os caninos são movidos em direção ao plano oclusal, há uma inclinação simultânea como um movimento contrário dos dentes que são mesiais e distais ao canino em direção a ele.

Isto cria uma mordida aberta lateral. Isto é seguido por uma inclinação para a frente dos segmentos posteriores como "efeito de arqueamento vertical" e a função oclusal lateral é prejudicada, causando eventualmente a perda de ancoragem. Para evitar o efeito de arqueamento vertical, uma combinação de um AL e elásticos verticais pode ser eficaz.

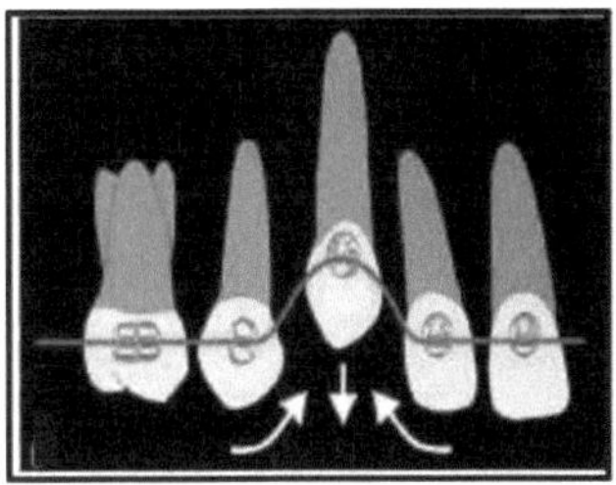

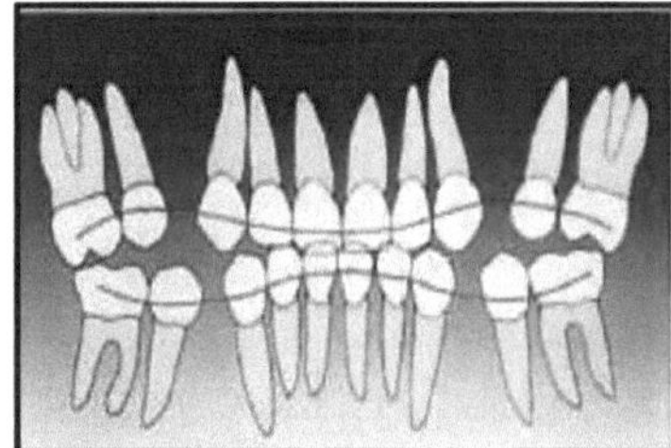

Figura 55: Efeito de curvatura vertical

Canino com ponta distal após retração parcial:

Após a retração parcial dos caninos, observa-se uma inclinação distal dos caninos, particularmente quando é utilizada uma arcada lingual. Se a inclinação distal dos caninos for notável, o nivelamento com uma arcada completa produzirá o efeito de curvatura vertical e ocorrerá perda de ancoragem. Nessas circunstâncias, um segmento de arco pode ser colocado temporariamente na face vestibular do canino para facilitar a verticalização.

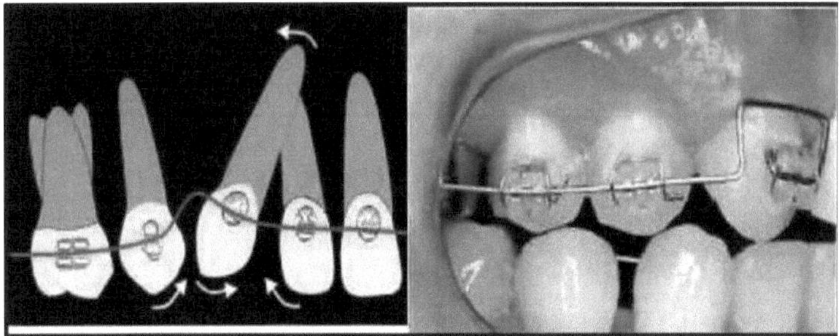

Figura 56: Arco com um laço colocado no canino para verticalização

Estabelecimento do binário:

Fios de arco utilizados: 0,016 x 0,016, 0,018 x 0,018 fio NiTi, 0,0175 x 0,0175 fio TMA, 0,018 x 0,018 fio Beta-III. Após a conclusão do nivelamento dos seis dentes anteriores, é sempre necessário estabelecer o torque destes dentes antes de proceder à retração em massa.

Se a retração em massa for feita na presença de torque insuficiente nos seis anteriores, os dentes com torque inadequado servirão como âncoras, o que pode levar à perda de ancoragem posterior.

O fio inicial utilizado para o estabelecimento do binário é um fio 0,016 x 0,016 NiTi, seguido de um fio 0,0I75x 0,0175 TMA e de um fio 0,018 x 0,018 Beta-III. Se necessário, pode ser utilizado um fio NiTi 0,018 x 0,018 no meio. Se não houver nenhum problema com a relação canina, todos os seis anteriors são ligados juntos, ou cadeias de força são usadas, para prevenir qualquer espaço de abertura. A ligadura não deve ser interrompida onde existe um espaço de extração, para evitar a abertura de espaço. Se o segmento anterior for proclinado, inicialmente é incorporado um laço num TMA 0,016 ou num TMA 0,0175 x 0,0175 para mover os dentes lingualmente para um torque adequado.

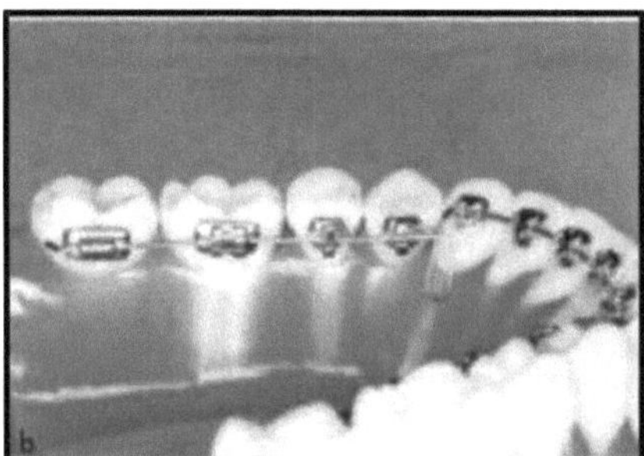

Figura 57: Um laço é incorporado numa TMA 0,016 para mover os dentes por via lingual para um binário correto

O fio maxilar é fornecido com uma curva de empena e uma curva de compensação lateral e, na arcada mandibular, normalmente não é introduzido qualquer binário no fio da arcada.

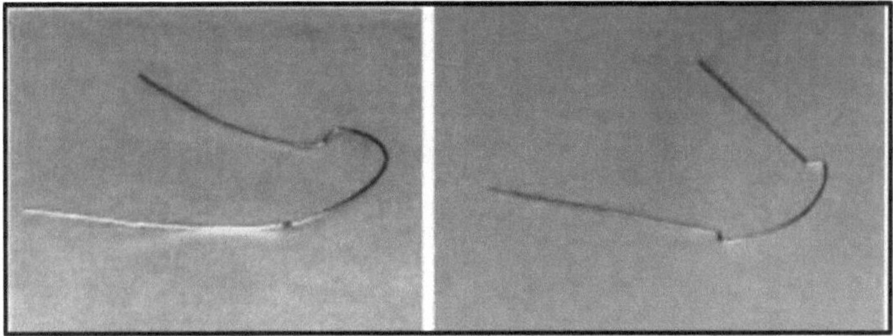

Figura 58: Curva de empena com curva de compensação

Retração em massa:

No tratamento ortodôntico lingual, os seis dentes anteriores são retraídos em conjunto por razões estéticas e mecânicas. A isto chama-se retração em massa. Muitos pacientes preferem o tratamento ortodôntico lingual por razões estéticas, porque não gostam do espaço produzido entre o incisivo lateral e o canino depois de ter sido feita a retração total do canino com o tratamento ortodôntico vestibular convencional.

O efeito de curvatura durante a retração em massa:

Durante a retração em massa, deve ter-se o máximo cuidado, porque o comprometimento da função oclusal lateral pode fazer com que os dentes posteriores se inclinem para a frente, levando à perda de ancoragem.

Isto resultaria particularmente dos efeitos de curvatura vertical e transversal na arcada maxilar. Quando uma forte força de retração é aplicada ao segmento anterior do maxilar, este inclina-se para a língua, causando uma mordida profunda. Como resultado, há um desenvolvimento de contacto prematuro entre o suporte lingual maxilar e os anteriores mandibulares, seguido pelo desenvolvimento de disfunção posterior, e a função oclusal lateral é prejudicada. Em seguida, ocorre a perda de ancoragem, pois o segmento posterior inclina-se mesialmente. Este fenómeno é denominado efeito de arqueamento vertical.

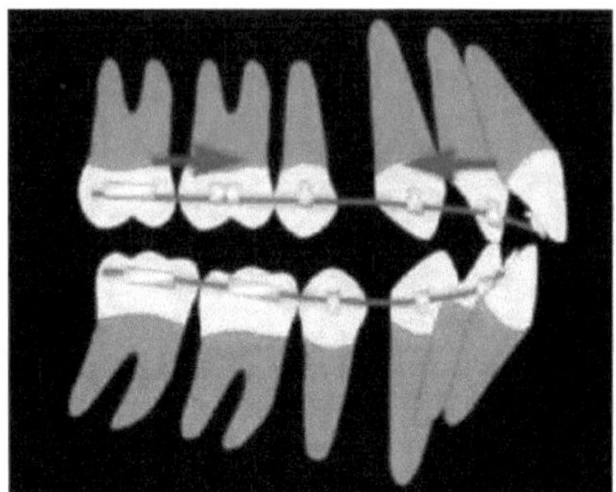

Figura 59: Mordida profunda e perda de ancoragem

Evitar o efeito de curvatura vertical Para evitar o efeito de curvatura vertical durante a retração em massa, devem ser assegurados contra-momentos suficientes através da redução da força de retração e da adição de uma dobra em empena e de uma curva de compensação no fio. Ao mesmo tempo, um torque lingual radicular suficiente deve ser adicionado ao segmento anterior do fio.

Atualmente, os implantes ortodônticos estão a ser utilizados para eliminar a perda de ancoragem no segmento posterior, causada por efeitos de arqueamento.

Mecanismo do efeito de arqueamento transversal: na retração em massa com mecânica convencional, a força aplicada nos dentes posteriores causa rotação distal. A rotação distal do primeiro molar aumenta o espaço entre o primeiro molar e o segundo pré-molar e diminui o espaço entre o primeiro molar e o segundo molar. Este fenómeno é designado por efeito de curvatura transversal.

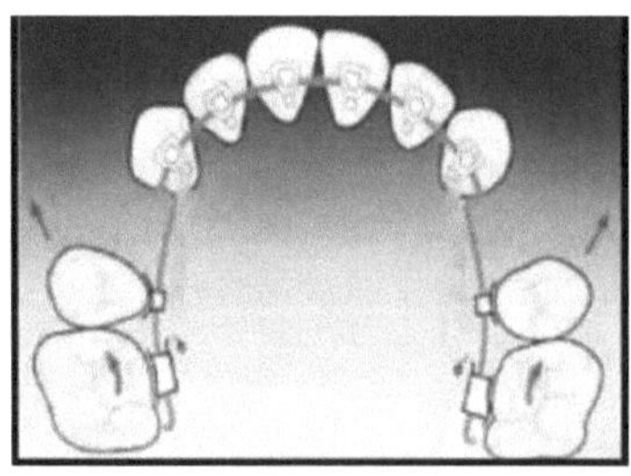

Figura 60: Efeito de curvatura transversal

Como evitar o efeito de curvatura transversal: Para evitar o efeito de curvatura transversal, o arco é curvado para fora, distalmente. As secções dos pré-molares são ligeiramente mais estreitas e as secções dos segundos molares direito e esquerdo são alargadas uma cúspide. Além disso, a rotação distal pode ser evitada com um arco transpalatino colocado na secção do primeiro molar.

Mecânica para Retração em Massa: Existem dois tipos de mecânicas para a retração em massa, a mecânica de laço e a mecânica de deslizamento, e juntamente com a utilização dos implantes ortodônticos recentemente introduzidos.

Mecânica de laço: A retração em massa com mecânica de ansa é utilizada principalmente na arcada maxilar. Estão disponíveis três tipos de anéis: Laço em T, laço helicoidal de fecho e laço de fecho. Dos três tipos de ansa, a ansa em T permite a retração com a força contínua mais leve. Também é possível o controlo vertical. Por conseguinte, são utilizados para fechar um grande espaço de extração, enquanto os outros dois são utilizados para fechar espaços mais pequenos. A quantidade de ativação é de cerca de 1 mm, e a ativação é feita uma vez a cada 6 a 8 semanas. Além disso, é necessário remover o fio uma vez a cada 2 a 3 meses para garantir a adequação da curva de empena e da curva de compensação. Na maioria dos pacientes, um fio 0,0175 x 0,0175 TMA ou 0,016 TMA é usado para o arco com alças helicoidais de fechamento ou alças de fechamento.

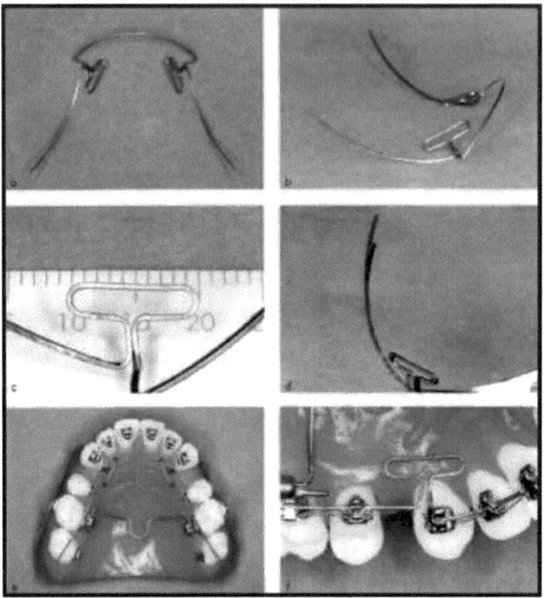

Figura 61: Fabrico do laço T

Mecânica de deslizamento na arcada maxilar:

Um fio combinado pré-formado, com uma porção anterior retangular e uma posterior redonda, é normalmente utilizado para um deslizamento eficiente com fricção reduzida. A sua porção anterior mede 0,017 x 0,025 e a sua porção posterior é de 0,017. O fio possui uma curva de gable e uma curva de compensação para evitar o efeito bowing. A retração em massa é feita com os seis dentes anteriores e os dentes posteriores direito e esquerdo ligados entre si para formar um segmento cada; uma corrente de força é colocada desde o pré-molar até ao incisivo lateral.

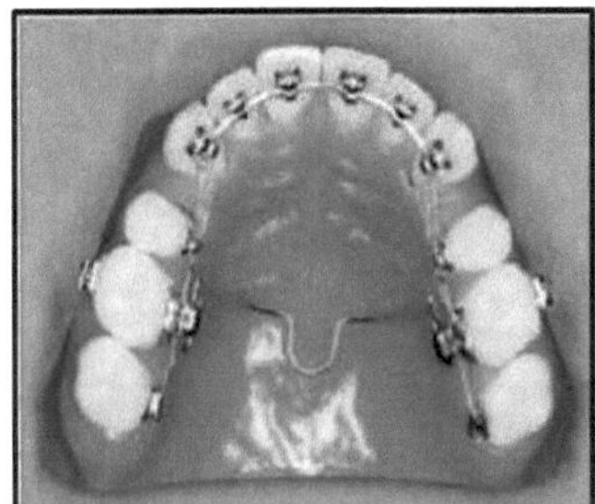
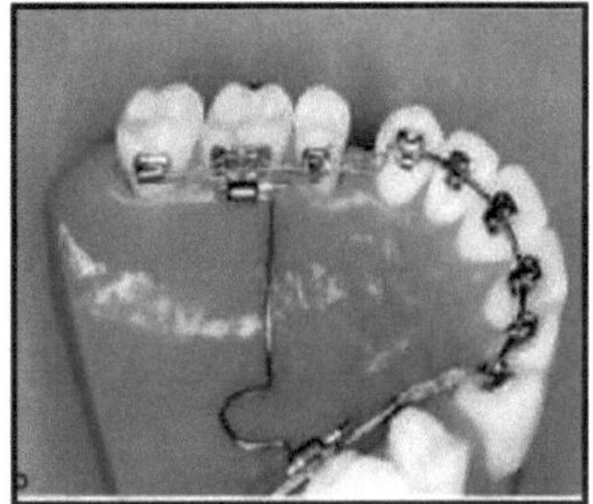

Figura 62: A retração em massa é feita com os seis dentes anteriores e os dentes posteriores direito e esquerdo ligados entre si para formar um segmento

Noutro método, a retração em massa é realizada com os seis dentes anteriores ligados entre si, com cadeias de força colocadas vestibular e lingualmente desde o canino até ao primeiro molar. Neste caso, a corrente de força lingual é encaixada no braquete do canino para evitar que ele se solte ou invada a gengiva, o que é chamado de elástico circular. O segundo método é vantajoso porque a retração vestibulolingual não é suscetível de produzir o efeito de curvatura transversal, embora a cadeia de força seja visível na superfície vestibular

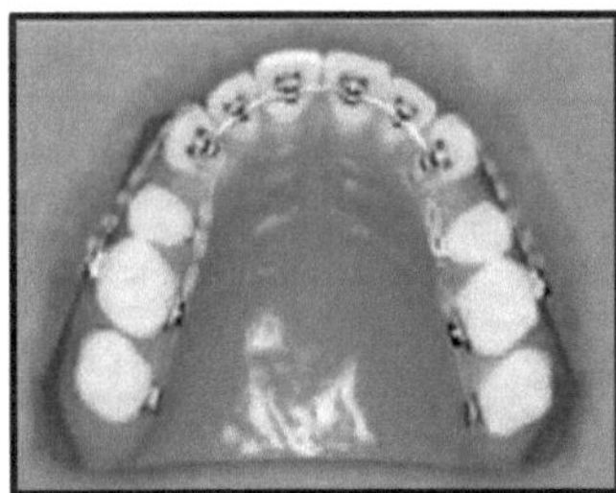
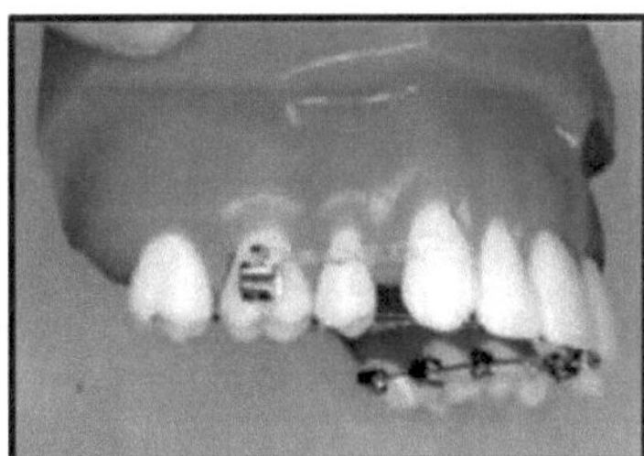

Figura 63: Cadeia elástica do canino ao molar.

Mecânica de deslizamento no arco mandibular:

A retração em massa na arcada mandibular é feita normalmente com uma mecânica de deslizamento. Um 0,016 x

É utilizado o fio de aço inoxidável 0.022 (SS). Uma vez que o efeito de curvatura raramente ocorre na arcada mandibular, o fio não é fornecido com qualquer curva de compensação da curvatura de empena, ou degrau vertical anterior, e é utilizado como um fio plano.

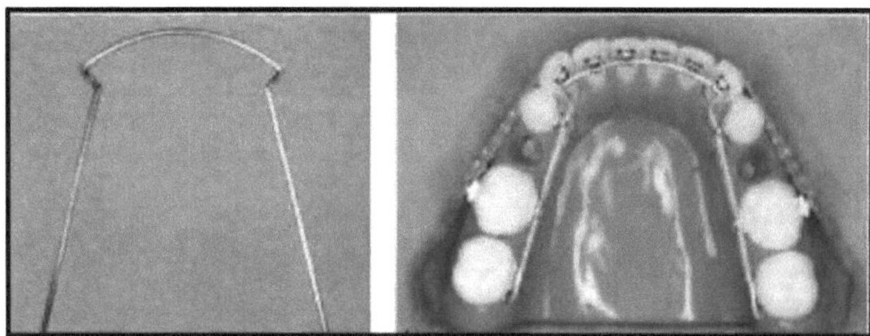

Figura 64: Não são utilizadas dobras, apenas é utilizado fio de arco plano, uma vez que o efeito de curvatura é raro na arcada mandibular.

A retração em massa é realizada na arcada mandibular de forma semelhante à da arcada maxilar, sendo frequentemente utilizados elásticos circulares para conseguir uma retração em massa com uma mecânica de deslizamento eficiente, devendo a fricção ser reduzida ao máximo, sendo para isso necessário utilizar fios combinados pré-formados ou sistemas de baixa fricção como os implantes com power arm.

Retração em massa com implantes ortodônticos: [76] Atualmente, os implantes ortodônticos são cada vez mais utilizados para assegurar uma retração em massa mais fiável com ancoragem máxima, mesmo sem a cooperação do paciente. Além disso, é pouco provável que ocorram efeitos de arqueamento vertical e transversal, uma vez que o segmento posterior não serve de âncora para a retração anterior.

1. Retração em massa com mecânica de deslizamento, com mini-parafusos implantados no septo inter-alveolar do lado palatino:

Este é o tipo mais utilizado de retração em massa com mini-parafusos. Normalmente, por razões anatómicas, é implantado um mini-parafuso entre o segundo pré-molar e o primeiro molar em ambos os lados da arcada maxilar. As bobinas fechadas ou cadeias de força são colocadas nos braços de força fixados a partir do fio engatado nos dentes anteriores aos mini-parafusos, e a retração em massa é feita com mecânica de deslizamento. O fio é fornecido com uma dobra em empena para manter o torque dos dentes anteriores maxilares

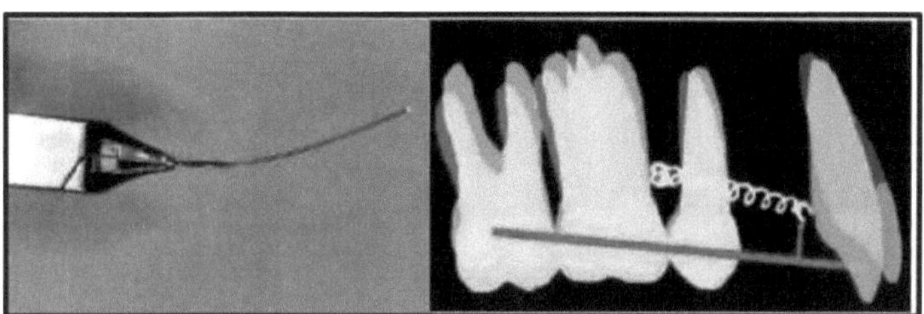

Figura 65: A colocação de mini-implantes entre raízes de molares e pré-molares.

Este procedimento pode induzir a inclinação lingual dos anterossuperiores e uma mordida profunda, particularmente quando a força de retração é forte. Além disso, os dentes posteriores do maxilar podem intrometer-se e tende a ocorrer desoclusão posterior, pelo que este procedimento está indicado para doentes com mordida aberta, nos quais os anterossuperiores estão proclinados, ou em doentes com mordida rasa. Não é indicado para pacientes com mordida profunda.

2. Retração em massa com mecânica de deslizamento, com mini-parafusos implantados na sutura palatina mediana: Um mini-parafuso é implantado na sutura palatina mediana, correspondente à área entre os segundos pré-molares. Uma bobina fechada ou corrente de força é colocada do mini-parafuso até o braquete ou braço de força preso ao fio da arcada encaixado nos dentes anteriores. Em seguida, a retração em massa é feita com uma mecânica de deslizamento.

Este procedimento permite a retração sem aprofundamento da mordida com os dentes posteriores mantidos em alterações do plano oclusal e abertura da oclusão posterior com forças elevadas utilizadas para a retração. Condição estável, pois é possível aplicar uma força intrusiva simultaneamente com uma força refrativa. Este procedimento é indicado para pacientes com mordida normal a profunda, mas não para pacientes com mordida aberta.

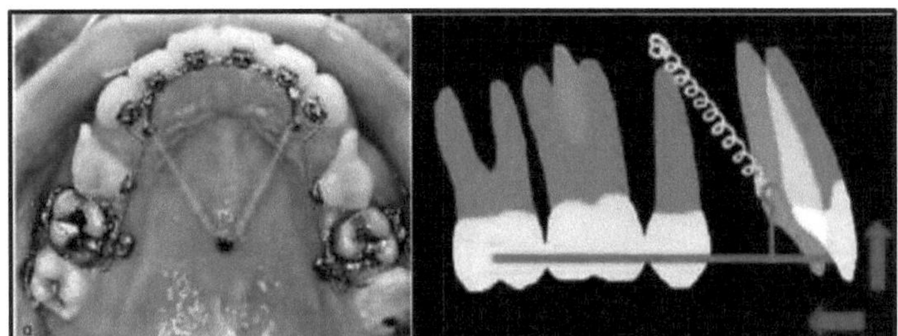

Figura 66: Mecanismo de deslizamento utilizado na colocação dos mini-implantes palatinos para efeitos de ancoragem.

Detalhamento em Ortodontia Lingual:

Na fase de pormenorização, é feita a coordenação das arcadas maxilar e mandibular e o ajuste fino dos dentes individuais. Um fio TMA 0,016 ou 0,0175 x 0,0175 é utilizado para antecipar o assentamento da oclusão sob forças naturais de oclusão. A forma do fio é quase a mesma que a do gabarito utilizado no modelo de configuração e, normalmente, é fornecido com um degrau anterior e uma inserção entre o pré-molar e o molar, tanto na arcada maxilar como na mandibular. Nesta fase do tratamento, é frequente o fio ter um pequeno passo, torque ou in- out incorporado. No entanto, uma vez que os intervalos curtos entre os bráquetes podem produzir uma força ortodôntica forte na ortodontia lingual, são incorporados loops no fio mesial ou distal ao dente que requer rotação ou correção de torque, e o tratamento é feito com uma força leve.

10. Aparelho lingual de fio reto

A técnica ortodôntica lingual de Fujitit apresenta uma forma de arco em cogumelo, devido à morfologia das superfícies dentárias linguais. Takemoto e Scuzzo verificaram que, ao cortar as coroas clínicas de um molde de gesso, as distâncias vestibulolinguais na margem gengival não variavam substancialmente. Isso nos levou a concluir que os arcos retos poderiam ser utilizados na ortodontia lingual se fossem colocados o mais próximo possível da margem gengival.

Medidas ideais:

Para determinar as posições ideais dos nossos brackets linguais, medimos moldes pós-tratamento ideais, utilizando as seguintes referências.

1. Li-Point - o ponto mais proeminente da superfície lingual ou a ponta da protuberância de cada dente (posição horizontal do bracket).
2. Plano Reto Lingual (Plano L-S) - o plano das posições verticais das ranhuras dos brackets, formado pela ligação dos centros das coroas clínicas linguais posteriores e estendendo a linha até ao segmento anterior.
3. O Plano L-S maxilar situa-se a cerca de um terço da altura da coroa clínica a partir da margem gengival dos dentes anteriores; o Plano L-S mandibular encontra-se com os dentes anteriores aproximadamente no centro das suas coroas clínicas.
4. Linha de embrasamento - uma linha que liga todos os pontos de contacto. (Por Andrews)
5. Eixo facial lingual (AFL): Centro mesio-distal e vertical da superfície lingual de cada dente.
6. Altura do braquete (H) - a distância do bordo incisal ao plano LS. As alturas dos brackets não diferiram significativamente entre os moldes ideais de casos sem extração e de quatro casos de extração do primeiro pré-molar.

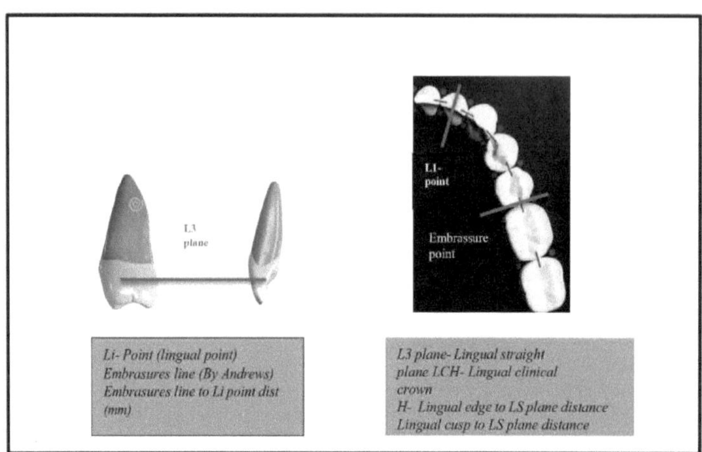

Figura 67: Colocação de brackets de acordo com o plano reto lingual.

Assumindo uma distância de 0,5mm do slot do braquete até a superfície lingual de cada dente, as distâncias médias da Linha de Embrasamento até cada Li-Point e do Li-Point até o arco. Estas medidas não variaram substancialmente de dente para dente, demonstrando que um fio reto pode ser usado em vez do fio em forma de cogumelo.

Com base nestas considerações, foram incorporados os seguintes factores

1. O fio no segmento anterior deve ser posicionado mais para a língua.
2. O fio no segmento anterior deve ser posicionado mais gengivalmente.
3. A espessura bucolingual aumenta na região dos pré-molares.

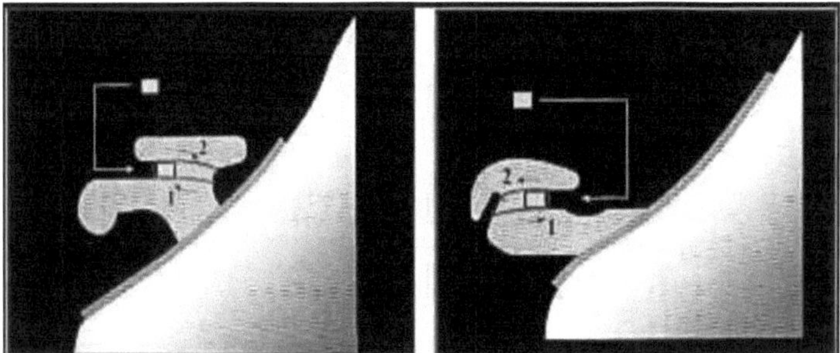

Figura 68: Inserção do fio.

O novo suporte oferece as seguintes vantagens:

1. A utilização do fio dentário é mais fácil porque o fio do arco está mais afastado da superfície lingual e do bordo incisal e a higiene não é difícil nas margens gengivais, devido à ausência de ganchos e de rebaixos severos.

2. Assim, a remoção interdental pode ser efectuada durante o tratamento sem remover o fio. 3. A espessura do braquete é praticamente a mesma, mas a largura mesiodistal é muito menor, permitindo distâncias adequadas entre os braquetes.

4. É necessário menos compósito nos molares inferiores para melhorar a mordida, uma vez que os brackets são colocados mais gengivalmente.

5. As rotações podem ser realizadas mais facilmente porque o fio do arco pode ser amarrado firmemente à parte inferior das ranhuras do braquete. Além disso, as rotações podem ser corrigidas mais facilmente porque a força é aplicada numa extensão maior.

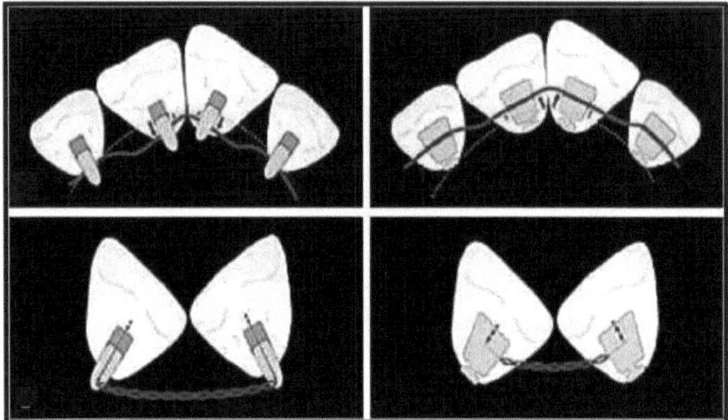

Fig. 69: A extensão do fio aumenta entre os dentes e as rotações são corrigidas facilmente.

6. A expansão na direção anterior é mais eficaz porque o dente mais posicionado labialmente é ligado primeiro. As amarras são suficientemente seguras para que o fio da arcada.

7. O controlo do binário é melhorado; a direção inversa da ranhura assegura que o fio assenta totalmente na ranhura do bracket

Nova técnica de fio reto lingual:

O braquete Scuzzo-Takemoto (STb) foi desenvolvido em 2003 para melhorar o conforto, a rapidez e a fiabilidade do tratamento lingual. Porque o método LSW modificado requer.

Os brackets devem estar muito mais próximos das margens gengivais e das superfícies linguais dos dentes, no entanto, um novo bracket STb Light Lingual System foi introduzido em 2009. A sua ranhura horizontal de 0,018" x 0,025", feita de aço inoxidável 17-4PH fresado, é mais estreita mesiodistalmente do que a versão anterior, o que aumenta a distância entre os brackets, reduzindo assim a força transmitida pelo fio e a resistência à mecânica de deslizamento, melhorando assim o movimento dentário.

A almofada do bracket mais fina, feita de aço inoxidável 316 L, coloca as ranhuras do bracket muito mais perto das superfícies linguais dos dentes, aumentando ainda mais a distância entre brackets. A nova posição das ranhuras gengivais reduz a espessura de entrada e saída, aumentando o conforto do paciente e evitando o trauma oclusal dos dentes opostos. Tanto o STb original como o novo incorporam um degrau de ligação passiva de .33mm em cada lado da ranhura do bracket para evitar que as ligaduras prendam o fio do arco contra a base da ranhura, reduzindo assim a fricção quando se utilizam fios principais de .012". Com o sistema LSW, a espessura do compósito entre o dente e a almofada do bracket pode ser minimizada - mesmo para os caninos, é inferior a 2mm na maioria dos casos. Diferenças na espessura da base de resina de até 2mm não afectam a força da ligação indireta. O novo desenho STb elimina a necessidade de dobras de inserção entre os caninos e os primeiros pré-molares, simplificando a mecânica de deslizamento e tornando o nivelamento e o alinhamento mais eficazes. Os brackets com ganchos gengivais estão disponíveis facilmente atados com ligaduras metálicas ou elastoméricas, reduzindo o tempo de cadeira em comparação com os aparelhos linguais convencionais.

Sistema Orapix :[60]

A Fillon desenvolveu uma técnica alternativa de fio reto, utilizando o sistema digital Orapix para fabricar aparelhos linguais a partir de uma configuração virtual. Os modelos dos pacientes são enviados para o centro Orapix, onde são digitalizados com o scanner tridimensional Orapix. Cada arcada virtual é então segmentada em unidades dentárias individuais.

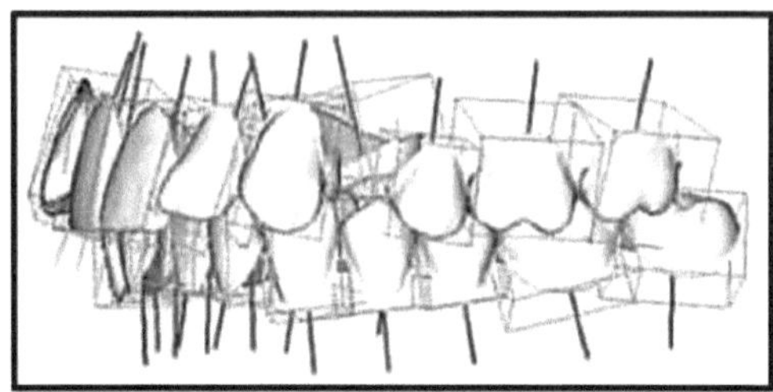

Figura 70: No sistema Orapix, o arco virtual é segmentado em unidades individuais.

Uma curva com uma forma semelhante é selecionada para a arcada maxilar e as duas curvas são posicionadas pelo software em relação à oclusão desejada. A prescrição de orientação selecionada, que inclui inclinação, angulação e altura, determina a posição de cada dente na configuração virtual. Uma variedade de prescrições pode ser preparada para diferentes planos de tratamento e guardada no programa. Os dentes são primeiro colocados automaticamente em relação às curvas labiais e orientados de acordo com a prescrição selecionada, sendo depois ajustados para se adaptarem ao resultado final do tratamento desejado. É realizado um teste de colisão para ajustar os pontos de contacto de acordo com considerações anatómicas, abrasivas e protéticas. Os dentes podem ser reorientados em três dimensões com simples cliques do rato. Após o ajuste dos pontos de contacto, a configuração virtual é finalizada.

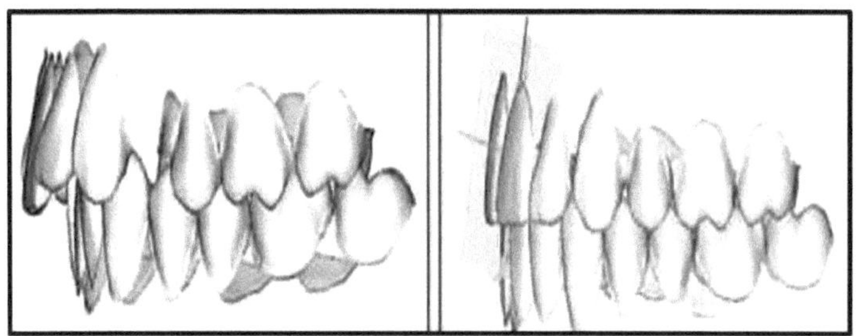

Figura 71: Os dentes podem ser reorientados em três dimensões com simples cliques do rato. Após o ajuste dos pontos de contacto, a configuração virtual é finalizada.

Posicionamento do suporte virtual:

Os brackets virtuais são selecionados na biblioteca do software e inicialmente colocados pelo software num plano paralelo ao plano oclusal. O posicionamento dos brackets com o sistema Orapix tem dois objectivos: colocar os brackets o mais próximo possível do esmalte e permitir a utilização de fios rectos. Os brackets virtuais são primeiro movidos verticalmente para as alturas ideais das ranhuras, que são 0,5-1 mm mais gengivais do que na técnica do fio em arco cogumelo. Em seguida, os braquetes dos incisivos centrais são movidos horizontalmente em direção às superfícies linguais até ocorrer o contacto. Para eliminar as dobras entre caninos e pré-molares, os braquetes dos caninos superiores devem ser rodados 10-15° e colocados a uma ligeira distância das superfícies dentárias virtuais (Média =.6mm).

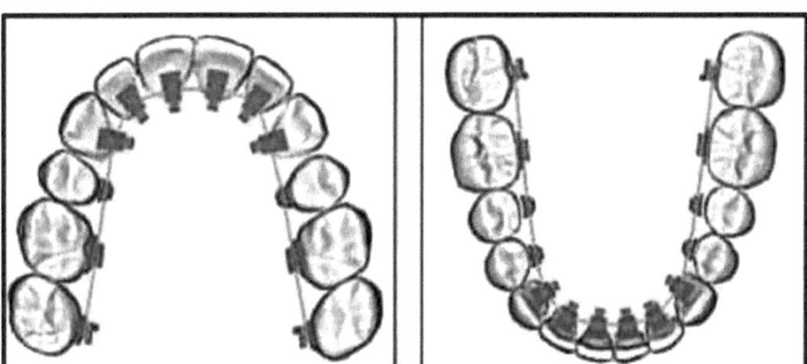

Figura 72: Posicionamento do suporte virtual.

Design de arame de arco:

Quando o posicionamento do bracket estiver completo, o software mostra o fio reto virtual a passar pelo centro de cada slot. Como os braquetes dos incisivos superiores estão mais próximos das superfícies linguais, a parte anterior do fio maxilar é mais plana do que a do fio mandibular. Noutros sistemas, as sobrecorrecções são feitas modificando as posições dos dentes na configuração de cera. Com o sistema Orapix, as sobrecorrecções são incorporadas na configuração virtual, ajustando as posições dos brackets virtuais para angulação, inclinação, altura e rotação.

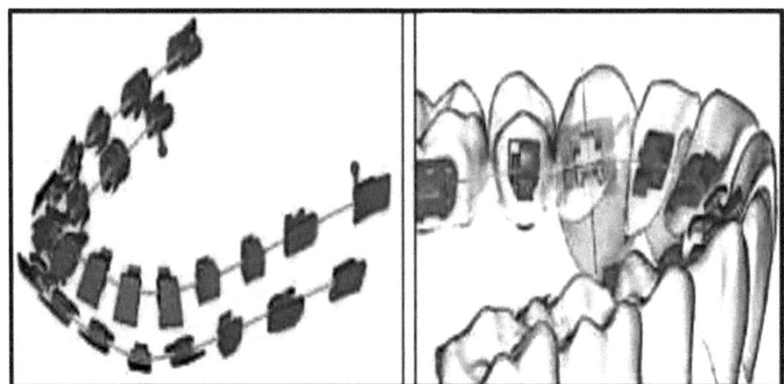

Figura 73: Fio reto passando pelo centro de cada

Procedimento de colagem:

Depois de o ortodontista ter aprovado a configuração final e as posições dos brackets, são criados no ecrã gabaritos de transferência, que são depois fabricados em acrílico utilizando a tecnologia CAD/CAM. Uma peça do gabarito adapta-se aos aspectos vestibulares e oclusais do dente, e a segunda peça, que se encaixa perfeitamente na ranhura do bracket, desliza ao longo da peça do dente para colocar o bracket precisamente na superfície lingual.

Os brackets físicos são colados ao molde de gesso com os gabaritos, preenchendo os espaços entre as bases dos brackets e as superfícies linguais com resina composta. Após a polimerização, as duas partes de cada gabarito são removidas. Utilizando o sistema KommonBase desenvolvido pela Komori[70] , são coladas por colagem indireta. Portanto, com anos de experiência clínica com o novo sistema de aparelhos STb, fica claro que o novo método LSW tem vários méritos em comparação com o tratamento com arcos em forma de cogumelo. Agora podemos evitar a complicada manipulação e dobragem dos arcos e a dificuldade de coordenação das arcadas superior e inferior. Em resumo, o uso do método LSW, com a devida atenção ao modelo de montagem, ao posicionamento e colagem do bráquete e ao novo sistema de aparelhos STb, não só reduz o tempo de trabalho do clínico, como também faz com que os pacientes se sintam mais confortáveis com o uso de arcos sem dobras.

11. Acabamento em ortodontia lingual

As técnicas labial e lingual são semelhantes em muitos aspectos no que diz respeito ao acabamento e pormenorização; em ambas as técnicas o clínico deve considerar todos os factores dinâmicos, cefalométricos, estéticos e funcionais. No entanto, existem factores específicos que complicam a fase de acabamento lingual, tornando-a mais longa e mais difícil. A finalização de um caso tratado com o aparelho lingual é um desafio clínico. Os fatores que contribuem para as dificuldades que podem ser encontradas na fase de finalização do tratamento estão relacionados ao posicionamento dos braquetes linguais, às limitações mecânicas dos aparelhos linguais e às caraterísticas dos pacientes adultos que procuram tratamento ortodôntico com aparelhos linguais. Muitos dos problemas de finalização têm origem nas fases iniciais do tratamento e podem ser antecipados e evitados. Uma grande vantagem do aparelho lingual sobre o aparelho labial, nessa fase do tratamento, é a ausência de braquetes, fios e, às vezes, de hipertrofia gengival, que mascara as superfícies labiais e pode induzir a um julgamento clínico equivocado. Com o aparelho lingual, as superfícies labiais e as margens gengivais são mais claramente visualizadas.
As dificuldades encontradas na fase de acabamento da ortodontia lingual derivam das três fontes principais seguintes:

1. Caraterísticas dos doentes.
2. Anatomia das superfícies linguais.
3. Mecânica do tratamento lingual.

1. Caraterísticas dos doentes:

A maioria dos pacientes que recebem ortodontia lingual são adultos que apresentam necessidades pessoais específicas, muitas vezes associadas a problemas dentários e periodontais gerais que requerem uma abordagem multidisciplinar. Geralmente, é difícil obter um bom resultado final com dentes desgastados, dentes ausentes, espaços irregulares e complicações periodontais e restauradoras. Com a técnica lingual é ainda mais difícil, uma vez que a anatomia lingual é mais afetada nestas situações. Em certos casos, as restaurações nas superfícies linguais dos dentes podem não ter o mesmo acabamento que as restaurações nas superfícies vestibulares. Os dentes restaurados com coroas são por vezes mais espessos, projectando-se para o lado lingual, ou mais finos do que os dentes normais.

O posicionamento dos braquetes linguais é afetado por esta condição e a arcada inicial para estes casos pode incluir muitas dobras compensatórias, que têm de ser duplicadas para cada arcada subsequente ao longo do tratamento. Problemas semelhantes surgem com o posicionamento dos braquetes em casos de abrasão severa das bordas incisais e erupção passiva associada dos dentes abrasados. Compensar a diferença vestibulolingual resultante entre os dentes requer uma base de braquete mais espessa para os dentes mais finos, o que, por sua vez, pode aumentar o desconforto do paciente e reduzir a distância entre os braquetes. Pacientes adultos que escolheram aparelhos linguais são geralmente mais exigentes, têm maiores expectativas estéticas e são mais conscientes de sua aparência durante o tratamento ortodôntico. Portanto, muitos procedimentos de acabamento precisam acomodar essas demandas e, se possível, devem ser realizados mais cedo durante o tratamento e não adiados para a fase final de acabamento, de modo a reduzir o tempo de tratamento. Por exemplo, o alinhamento da altura do osso ou das margens gengivais na zona estética superior deve ser efectuado no início do tratamento. A intrusão ou extrusão dos incisivos não pode ser efectuada através da simples modificação da altura do bracket, como acontece com a técnica labial

A modificação da altura do bracket lingual é difícil devido à curta dimensão ocluso-gengival e à complexidade do contorno da superfície lingual. Por conseguinte, a extrusão ou intrusão é geralmente efectuada por dobragem progressiva do fio. A anatomia das superfícies linguais dos dentes anteriores, com a sua curvatura complexa, requer dobras tridimensionais para conseguir um movimento extrusivo ou intrusivo simples. A dobragem progressiva para intrusão de um incisivo irá mover a coroa também para vestibular. Para evitar o movimento da coroa para vestibular, o step-up deve ter um componente inset. A curvatura em offset para movimento labial também deslocará a coroa gengivalmente. Para evitar o movimento ascendente da coroa, a curva de desvio deve ter um componente descendente.

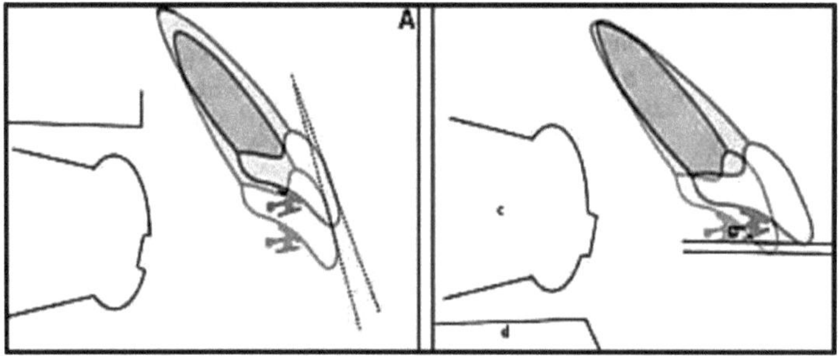

Figura 74: As curvas de desvio são dadas para evitar movimentos indesejados.

2. Anatomia das Superfícies Linguales:

A anatomia das superfícies linguais dos dentes anteriores na dentição natural difere muito das superfícies vestibulares uniformes. A superfície palatina irregular é a principal razão para a imprecisão do posicionamento lingual dos braquetes, que por sua vez é um fator importante que afecta a fase de acabamento. Vários procedimentos de posicionamento indireto de braquetes foram desenvolvidos para a técnica lingual; no entanto, o posicionamento dos braquetes nem sempre pode ser ideal em diferentes más oclusões, devido ao menor espaço disponível para os braquetes no perímetro curto da arcada lingual, mesmo quando se utilizam braquetes pequenos, como os novos braquetes Scuzzo Takemoto.

Além disso, a perda de brackets que ocasionalmente ocorre durante o tratamento, seguida de procedimentos de re-ligação imprecisos, pode aumentar ainda mais a imprecisão. A compensação destas imprecisões requer uma dobragem tridimensional precisa dos fios de acabamento. Foi descrita a utilização de um robot computorizado (Sistema Orthomate) para fabricar os fios de acabamento complexos individuais. Este sistema reduzirá o tempo de cadeira, mas está associado a um procedimento laboratorial complicado e dispendioso. As Dificuldades Mecânicas na Técnica Lingual: As superfícies linguais dos dentes anteriores têm uma inclinação maior do que as superfícies vestibulares correspondentes. O ponto de aplicação de força (a ranhura lingual do braquete) está a uma certa distância da superfície vestibular, o que de facto define o alinhamento final. O ponto de aplicação de força também está a uma distância do centro de resistência; portanto, dobrar a arcada numa direção pode criar movimentos do dente numa direção indesejada. Especificamente para a técnica lingual, podem surgir alguns efeitos secundários durante o tratamento. Não é raro ver incisivos para cima após a retração, molares inclinados mesialmente, abertura lateral da mordida (conhecido como efeito de arqueamento vertical), ou expansão da arcada e rotação distolingual dos molares (conhecido como efeito de arqueamento transversal).

Estes efeitos secundários têm de ser prevenidos durante o tratamento ou corrigidos durante a fase de acabamento. Prevenção de problemas de acabamento: A seleção correta do paciente é um fator chave para o sucesso do tratamento ortodôntico lingual e tem uma grande influência no processo de acabamento. Procedimentos de acabamento mais fáceis podem ser esperados com um paciente cooperativo, com boa higiene oral e dentes grandes e saudáveis, em comparação com um paciente com dentes danificados, atrição, restaurações ou envolvimento periodontal.

3. Mecânica do tratamento lingual.

A importância do procedimento laboratorial, a precisão do posicionamento dos brackets e os procedimentos corretos de colagem são cruciais para um acabamento bem sucedido. Qualquer erro no posicionamento dos brackets será expresso e ampliado na fase de acabamento. No entanto, mesmo com o posicionamento ideal dos brackets, se o procedimento de colagem não for suficientemente bom, se os brackets falharem e tiverem de ser repetidamente colados de novo, então toda a exatidão do posicionamento dos brackets é inútil. A mecânica do tratamento tem de ser cuidadosamente executada e monitorizada. Forças leves evitarão a perda de ancoragem, evitarão efeitos de curvatura e evitarão ter de restabelecer o torque perdido durante a fase de acabamento. É necessário muito tempo e esforço para corrigir efeitos secundários indesejáveis no tratamento lingual; é muito mais fácil evitar do que corrigir os erros. Por exemplo, o fechamento do espaço com elástico em cadeia pode criar uma rotação disto-lingual do dente terminal. Este é um problema comum de acabamento, que é difícil de corrigir; pode ser evitado simplesmente amarrando os dois dentes terminais com uma ligadura em forma de oito e, em seguida, engatando o elástico de corrente na mesial do penúltimo dente.

Processo de acabamento sistemático:

Os problemas de acabamento mais comuns no tratamento ortodôntico lingual incluem normalmente um ou mais dos seguintes: alinhamento, nivelamento e rotações, coordenação da arcada transversal, mordida aberta lateral, torque de um ou vários dentes, rotações de molares, espaços, discrepância antero-posterior ou desvios da linha média. Estes problemas resultam frequentemente de um posicionamento incorreto dos brackets ou de dobras incorrectas do fio. Eles também podem ser devidos ao encaixe incompleto do braquete. Por exemplo, a rotação do molar no final do fechamento do espaço é frequentemente resultado do desengate do fio durante o fechamento do espaço, se o molar não foi firmemente amarrado com ligadura de aço.

Etapa I do protocolo de acabamento:

Uma vez que é difícil distinguir entre problemas de torque e problemas verticais, imprecisão no posicionamento do braquete ou erros de tratamento, e uma vez que cada problema de acabamento requer uma abordagem diferente, é necessário primeiro eliminar os problemas que derivam do desengate do fio e novamente permitir a expressão da prescrição do braquete usando um fio resiliente de engate total. O primeiro passo na fase de acabamento é, portanto, reutilizar o fio retangular resiliente inicial por um período de 3 a 4 meses (cobre NiTi 0,017 x 0,017 polegadas para braquetes de 0,018 polegadas), após a ligação de aço através dos espaços de extração. Isto irá recuperar o controlo através do encaixe total do fio no bracket. Os problemas decorrentes de erros de tratamento, como o torque dos incisivos, a expansão e algumas rotações, serão corrigidos com este procedimento, que demonstra a correção da extrusão e da inclinação lingual de um incisivo central inferior através do restabelecimento do encaixe total do fio.

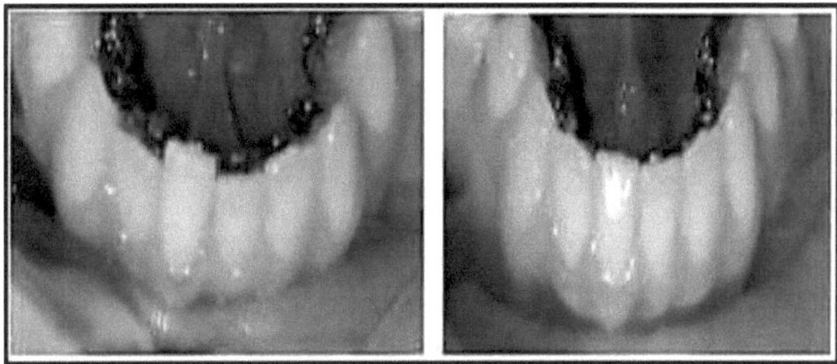

Figura 75: Na fase 1 de acabamento, são utilizados os fios iniciais.

O típico efeito de curvatura vertical mostrado foi adequadamente corrigido pela recuperação do controlo com o fio correto. No final desta etapa, pode ser necessário reposicionar os brackets, mas normalmente qualquer reposicionamento de brackets necessário deveria ter sido feito mais cedo no tratamento, na fase de alinhamento e nivelamento.

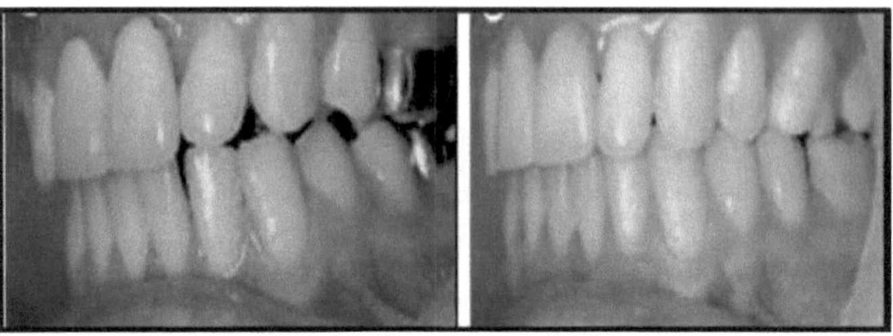

Fig. 76: Caso bem acabado.

Etapa II do protocolo de finalização:

O segundo passo na finalização de um caso é o assentamento da oclusão, com o estabelecimento de uma interdigitação correta, correção de discrepâncias menores na linha média, anterior posterior e vertical. O assentamento na oclusão é feito utilizando um arco estabilizador inferior, aço inoxidável ou fio TMA de 0,0175 x 0,0175 polegadas e um fio seccional redondo superior de 0,014 polegadas de canino a canino ou de incisivo lateral a incisivo lateral. Os segmentos posteriores são ligados com fio de aço de ligadura em forma de oito para evitar a deglutição acidental dos brackets. Isto é acompanhado por elásticos verticais ligados a brackets linguais ou a botões labiais transparentes. Se os dentes tiverem assentado corretamente após 4 a 6 semanas, é efectuada a fase final de dobras de pormenor.

Etapa III do protocolo de finalização:

O terceiro passo no procedimento de acabamento é o detalhe final e as dobras de acabamento. Nesta fase, as dobras de acabamento são preferíveis ao reposicionamento dos braquetes, uma vez que é difícil conseguir um reposicionamento preciso para uma pequena correção. Quando todas as mudanças desejadas tiverem sido anotadas, o ortodontista deve decidir se dobrará o fio de acabamento ao lado da cadeira ou se o fará durante o tempo livre do paciente, dobrando um fio de acabamento no modelo. O fio de acabamento recomendado para a arcada superior é o TMA de 0,0175 x 0,0175 polegadas. Este fio não pode ser utilizado para a arcada inferior devido à distância muito pequena entre braquetes; é preferível utilizar um fio de arco TMA redondo de 0,016 polegadas, pois é mais eficiente efetuar todas as dobras numa só consulta.

12. Ortodontia lingual vs Ortodontia bucal

Os aparelhos ortodônticos linguais representam uma excelente alternativa aos aparelhos labiais para pacientes esteticamente conscientes. O diagnóstico, o planeamento do tratamento e os objectivos do tratamento em Ortodontia Lingual não devem ser diferentes da Ortodontia convencional ou de qualquer outra técnica ortodôntica.

A mecanoterapia envolvida é alterada em alguns aspectos, devido à diferença na posição dos suportes.

Colagem: Os aspectos de colagem da ortodontia lingual são mais complicados do que os da ortodontia vestibular e é utilizada uma técnica de colagem indireta devido a:

1. Os aspectos linguais dos dentes mostram uma grande variação no tamanho e na morfologia do dente, além disso, o cíngulo, a crista marginal e a anatomia da curvatura acentuada do lado lingual tornam impossível a avaliação direta da posição correta dos brackets.

2. Uma pequena distância entre braquetes na região anterior lingual, especialmente na região anterior, torna a utilização de dobras compensatórias muito difícil, uma vez que a ligação indireta é mais precisa, sendo necessária menos dobragem do fio[37] . Centro de resistência (Cr): De acordo com a maioria destes estudos, o Cr num dente de raiz única está localizado entre 24% e 55% do comprimento da raiz, medido a partir da crista alveolar. A relação entre a localização do Cr e a colocação do braquete (vestibular ou lingual) influencia diretamente a magnitude e a direção dos momentos criados pelo aparelho aplicado.

Em ambos os sistemas, LO e BO, a direção da força aplicada passa relativamente longe do centro de resistência e, portanto, é criado um momento. O momento tende a mover a coroa na direção da força e o vértice na direção oposta. Neste sentido, não há diferença entre LO e BO. A força sagital também cria um momento na direção vestibulolingual, que tende a rodar o dente. Na BO, o vetor de força passa por vestibular em relação ao Cr, e na LO, passa por lingual em relação a ele. Portanto, as direções dessas rotações são opostas. Por exemplo, a retração de um pré-molar em BO tenderá a girar o dente no sentido distal-lingual. Na LO, a mesma retração criará uma rotação mesial-lingual do dente.

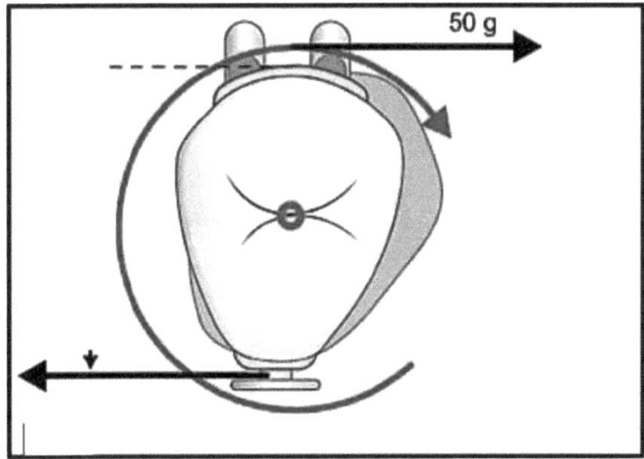

Figura 77: O momento tende a deslocar a coroa na direção da força e o vértice na direção oposta.

Movimentos na direção vertical:

A distância no plano sagital entre um braquete lingual e o Cr é muito menor do que entre um braquete vestibular e o Cr, ou seja, o braquete lingual é colocado mais próximo do centro de resistência do dente do que é encontrado com a colocação do braquete vestibular. Assim, a magnitude do momento em LO é muito menor do que em BO para forças na direção vertical, portanto, o movimento de intrusão pura em LO será mais próximo do movimento corporal do que em BO.

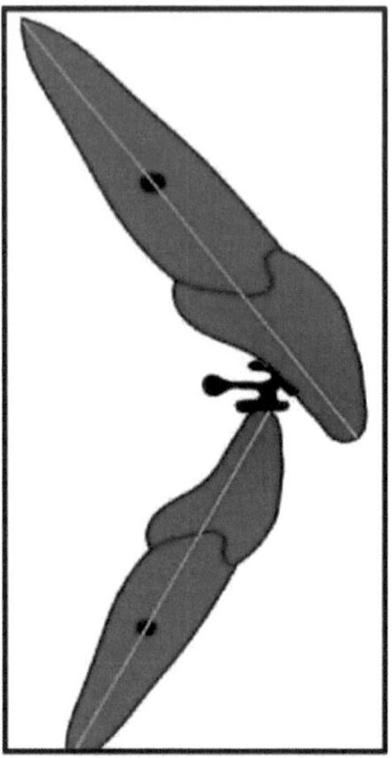

Figura 78: efeito do plano de mordida na ortodontia lingual.

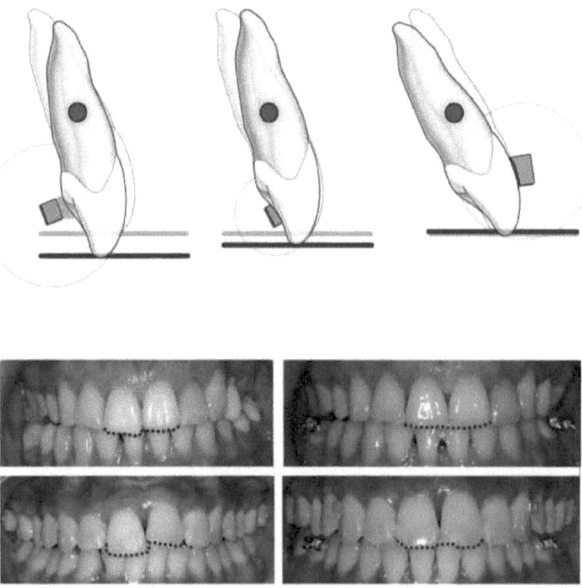

Figura 79: A posição vertical de um braquete induz a expressão de torque de

forma diferente em aparelhos fixos vestibulares e linguais. O erro na posição vertical de braquetes linguais personalizados, colocados mais próximos da superfície do dente, cria menos problemas de torque em comparação com braquetes linguais de estoque posicionados longe da superfície lingual do dente.

Do mesmo modo, os erros de posição vertical no posicionamento dos brackets labiais induzem pouco ou nenhum problema de binário

Rigidez do fio e distância entre braçadeiras:

Quando os braquetes são colocados na superfície lingual em vez da labial, a distância entre braquetes é reduzida significativamente, o rácio global da distância entre braquetes lingual e labial foi calculado em 1:1.47 e a distância interbraquetes reduzida na área dos incisivos na Ortodontia Lingual é de cerca de 40% da Ortodontia Bucal, esta distância interbraquetes reduzida torna o fio mais rígido e dificulta a utilização de dobras compensatórias, aproximadamente 3 vezes mais rígido para dobras de primeira e segunda ordem e 1,5 vezes mais rígido para dobras de terceira ordem; no entanto, uma vez que a ligação indireta é mais precisa e amplamente utilizada em LO, é necessária menos dobragem do fio e a correção da rotação é difícil, uma vez que o braço de alavanca é curto .[68]

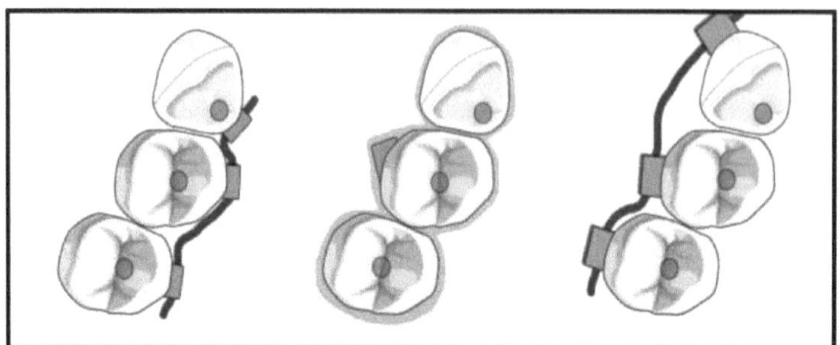

Figura 80: Redução da distância interbraquetes. A distância entre braquetes é menor nos aparelhos ortodônticos linguais. Esta ilustração é uma representação simplificada das distâncias entre os pontos de força nos aparelhos lingual, alinhador transparente e labial. (A) Os braquetes linguais são posicionados mais próximos do centro de rotação, portanto, o momento rotacional na ortodontia lingual é menor em comparação com os braquetes labiais. O encaixe completo do fio numa dentição apinhada é um desafio devido às pequenas distâncias entre braquetes.

Atrito e resistência ao deslizamento:

A resistência ao atrito é um fator crítico na terapia com aparelhos fixos. Em LO, os arcos são geralmente menores em diâmetro do que os utilizados em BO. O uso de arcos de menor dimensão gera menos atrito em LO e, consequentemente, menor controle de torque, mas o encaixe do fio na presença de uma pequena distância entre braquetes.

Movimentos na direção transversal:

Clinicamente, parece que a expansão é mais fácil em LO do que em BO, devido à eliminação da oclusão posterior causada pelo plano de mordida anterior e à mudança de equilíbrio em LO entre a língua e os lábios.

Assim, de tudo o que foi dito acima, existem quatro situações distintas em que os aparelhos linguais podem ser mais eficazes do que os aparelhos labiais devido às suas caraterísticas mecânicas únicas. Estas incluem :[69]

1. Intrusão de dentes anteriores.

2. Expansão da arcada maxilar.

2. Combinação da terapia de reposicionamento mandibular com movimentos ortodônticos.

3. Distalização dos molares superiores.

Assim, em resumo, as LO têm algumas vantagens e desvantagens em relação às BO. Entre as vantagens está a aparência estética melhorada, e entre as desvantagens está a dificuldade de visualização e acesso direto. No entanto, a maioria das caraterísticas únicas das LO podem ser consideradas como vantagens ou desvantagens, dependendo da má oclusão e de acordo com os objectivos específicos do tratamento. Os dentes movem-se sob a força que aplicamos de acordo com os princípios biomecânicos e o ambiente biológico. A posição do bracket não altera a necessidade de compreender as regras biomecânicas básicas. Como clínicos, devemos analisar em cada caso as forças que aplicamos e tentar prever o movimento dentário.

13. Ortodontia lingual: O futuro

Desde a introdução da ortodontia lingual no início dos anos 80, houve muitas mudanças rápidas e significativas na terapia lingual. A compreensão inicial do desenho dos braquetes, a introdução do sistema de colagem CLASS, os fios de níquel-titânio e, mais tarde, os fios de cobre-níquel-titânio e, mais recentemente, os fios de níquel-titânio dobráveis, o desenvolvimento de vários sistemas para a colocação precisa dos braquetes, sistemas laboratoriais melhorados e adesivos em constante aperfeiçoamento criaram o aparelho ortodôntico lingual de hoje. Altamente eficiente e muitas vezes o tratamento de escolha, o aparelho lingual é agora fácil e precisamente colocado e simplesmente manipulado, proporcionando excelentes resultados de tratamento em tempos de tratamento não mais longos do que os tratamentos labiais. O futuro da ortodontia lingual depende dos três factores seguintes[78]

Tecnologia a. Conceção e fabrico de aparelhos

Protocolos laboratoriais

Demografia

Diminuição das taxas de natalidade

Aumento do envelhecimento da população

Mudanças de atitude do público e dos profissionais.

Invisalign: Apesar de não ser um aparelho ortodôntico lingual, o Invisalign é um aparelho estético, que tem realçado a perceção pública da ortodontia estética com uma campanha de relações públicas bem conduzida e financiada.

Aparelho Incognito: [50] Este aparelho gerado por computador utiliza a digitalização tridimensional para assegurar a eficiência do movimento dentário, desenhando brackets e placas de ligação especificamente para cada dente individual com a ranhura do bracket na posição mais vantajosa na superfície lingual da dentição. Uma série de fios de arco é então criada por um robot de dobragem de fios para atingir os objectivos de tratamento do ortodontista; dobrar fios de arco à mão seria difícil e reduziria a eficiência deste aparelho. É do meu conhecimento que esses aparelhos gerados por computador são caros para o ortodontista e, portanto, um custo que deve ser eventualmente suportado pelo paciente.

Protocolos laboratoriais:

A tecnologia informática desenvolveu-se para permitir uma digitalização 3D extremamente precisa, software para a criação de um modelo virtual, colocação de brackets e construção de moldeiras de transferência. Este protocolo permite ao ortodontista ajustar no ecrã do computador, em dimensão virtual, a posição final dos dentes antes da colocação dos brackets e da construção das moldeiras. As imagens virtuais utilizadas no consultório são também um excelente instrumento de incentivo e educação do paciente. [82] Um segundo avanço tecnológico é o robot de posicionamento de brackets, que utiliza sofisticados dispositivos de digitalização 3D para criar uma dentição virtual na qual qualquer bracket pode ser colocado com um elevado grau de precisão. As moldeiras de transferência são depois fabricadas para colar os brackets às superfícies dentárias. Esta tecnologia elimina muitas das possíveis imprecisões que poderiam ocorrer com a criação de uma configuração de diagnóstico ideal num modelo de gesso. O robot de colocação de brackets que existe atualmente para a colocação de brackets labiais está a ser testado para a colocação de brackets linguais.[62,]

14. Realidade clínica atual

Durante a evolução da terapia com aparelho lingual, a técnica entrou e saiu das preferências do público e dos profissionais. Com o passar dos anos, o aparelho e as técnicas foram melhorados drasticamente e, como resultado, surgiu um sistema confiável. Este sistema foi submetido a muitos anos de experiência clínica e demonstrou produzir resultados satisfatórios de forma consistente. As preocupações estéticas foram inicialmente responsáveis pelo desenvolvimento do sistema de aparelhos e continuam a estar na vanguarda de um segmento significativo de pacientes que procuram tratamento ortodôntico.

A aparência é, sem dúvida, o fator de motivação mais importante para os adultos, quer seja designada por "aparência facial", "aparência dentária" ou "dentes direitos". A investigação demonstrou que as pessoas fisicamente atraentes alcançam níveis mais elevados de sucesso em muitos aspectos da vida do que as pessoas pouco atraentes.

Esta vantagem começa à nascença e prolonga-se até à idade adulta. A atenção positiva adicional dada a indivíduos atraentes por professores e colegas, por exemplo, pode ter efeitos profundos no desenvolvimento da personalidade e na autoimagem. A melhoria da aparência física, como é comum no tratamento ortodôntico, pode afetar positivamente as interações sociais e profissionais.

Ao mesmo tempo, a deterioração da aparência física, como acontece com o uso de aparelhos ortodônticos labiais pouco atraentes, pode afetar negativamente a autoestima. Isso é particularmente verdadeiro durante os anos de formação da adolescência e da idade adulta jovem.

Muitos pacientes, se pudessem escolher, optariam por um aparelho que não fosse visível, desde que o curso do tratamento e a qualidade dos resultados fossem os mesmos de um tratamento convencional. Este serviço oferecido no consultório particular de ortodontia permite ao paciente várias opções de tratamento e proporciona ao ortodontista uma vantagem competitiva em relação aos colegas que não oferecem a opção de aparelhos linguais.

De acordo com o artigo publicado em 2021, os autores escrevem que existe uma maior perda de torque dos incisivos superiores durante a retração na ortodontia lingual; porque é que foi utilizado um fio de aço inoxidável de 0,016" a 0,022" subdimensionado numa ranhura de 0,018" na análise do modelo de elementos finitos.

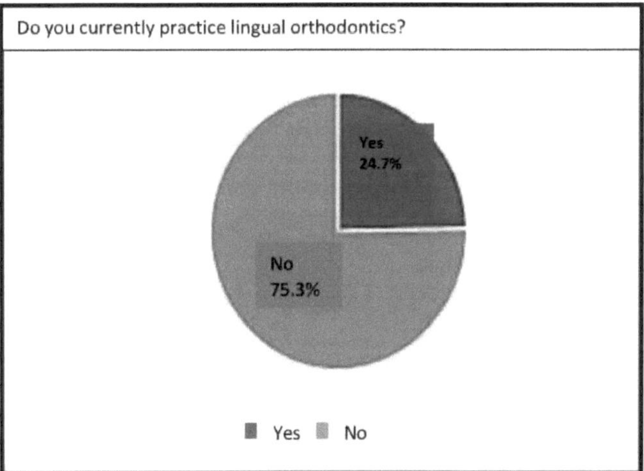

Figura 81: Um inquérito realizado em 2021: Estudo de Inquérito sobre a Prática da Ortodontia Lingual nos EUA.

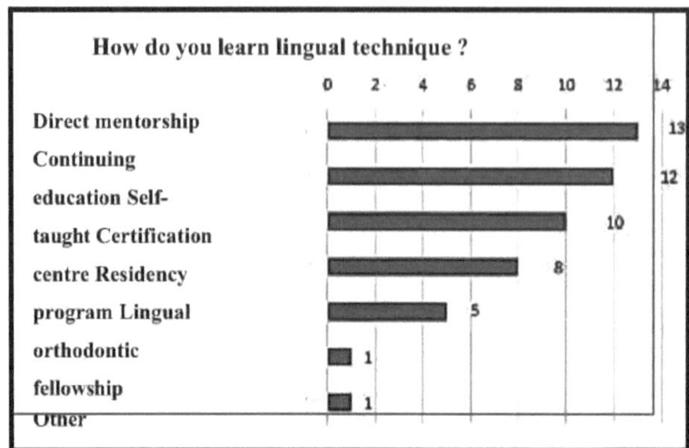

Figura 82: a. Percentagem de ortodontistas que atualmente usam e não usam aparelhos linguais nos seus consultórios. Cerca de 25% dos ortodontistas que participaram desta pesquisa relataram que atualmente praticam ortodontia lingual, enquanto os outros 75% não. b. Método de introdução às técnicas linguais*. A orientação direta foi a abordagem mais comum utilizada pelos ortodontistas para aprender a técnica lingual.

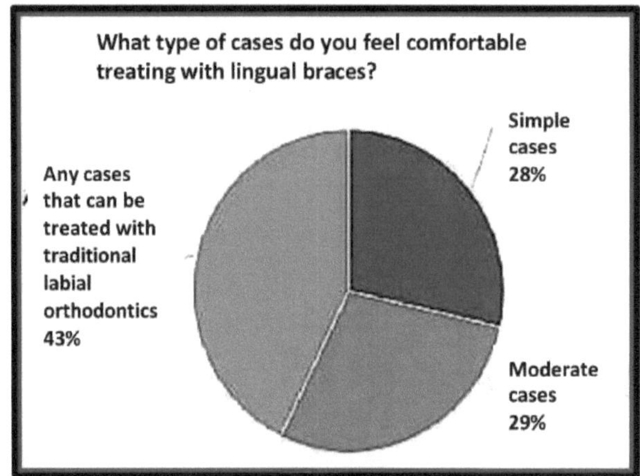

Figura 83: a. Sistemas linguais que os profissionais utilizam atualmente nos seus consultórios. O sistema lingual mais utilizado entre os clínicos que utilizam aparelhos linguais foi o INBRACE® (34,6%) *Os inquiridos foram instruídos a selecionar todas as respostas aplicáveis. b. Tipos de casos tratados com aparelhos linguais. casos (por exemplo, Classe I, sem extração, apinhamento ligeiro até 4 mm, etc.). Casos moderados (por exemplo,

extracções, discrepância esquelética ligeira a moderada, etc.).

Vantagens e Desvantagens da Terapia Lingual

Uma das desvantagens mais significativas da terapia lingual parece ser o desconforto na língua e, com ele, a dificuldade na fala, que geralmente melhora após 2 a 3 semanas de colocação do aparelho. Além disso, a sensibilidade das técnicas laboratoriais e o tempo prolongado necessário para a colocação e ajustes do aparelho tornaram o tratamento proibitivamente caro para muitos pacientes.

No entanto, o tratamento lingual tem vantagens óbvias sobre o tratamento labial. A superfície do esmalte vestibular dos dentes anteriores desempenha um papel estético importante. Ao colocar aparelhos labiais, aumenta a suscetibilidade desta superfície de esmalte às agressões químicas dos materiais condicionantes e às influências ambientais da acumulação de placa bacteriana em pacientes com má higiene oral. Podem surgir marcas de descalcificação permanentes e inestéticas. Os aparelhos linguais permitem um acesso fácil para procedimentos de higiene oral de rotina nestas superfícies labiais. Além disso, a natureza de auto-limpeza do sistema estomatognático é mantida. A avaliação clínica do progresso do tratamento pode ser melhorada. A avaliação da posição de cada dente pode ser facilmente realizada se as superfícies vestibulares estiverem livres de braquetes metálicos ou plásticos que possam distrair. As respostas dos tecidos moles dos lábios e bochechas ao tratamento podem ser avaliadas com precisão, pois não há distorção da forma ou irritação causada por um aparelho lingual. Existem quatro situações distintas em que os aparelhos linguais podem ser mais eficazes do que os aparelhos labiais, devido às suas caraterísticas mecânicas únicas.

Estes incluem:

1. Intrusão de dentes anteriores.

2. Expansão da arcada maxilar.

3. Combinação da terapia de reposicionamento mandibular com movimentos ortodônticos.

4. Distalização dos molares superiores.

Conclusão

A ortodontia lingual é um componente da ortodontia geral e, como tal, está sujeita a todos os princípios que regem a correta seleção e diagnóstico do paciente. Atualmente, podem e estão a ser alcançados excelentes resultados clínicos com a ortodontia lingual. Para muitos pacientes, devido a considerações estéticas, esta é a sua única escolha. Alguns ortodontistas podem ainda sentir-se relutantes ou hesitantes em tentar esta forma de terapia. No entanto, quando comparada com as técnicas labiais, existem diferenças consideráveis na técnica e nas exigências clínicas, tanto para o paciente como para o ortodontista. É essencial o conhecimento da biomecânica da Ortodontia lingual, principalmente quando esta difere da Ortodontia vestibular. O tratamento com ortodontia lingual pode ser tão bem sucedido e tão satisfatório quanto a ortodontia vestibular. É possível obter um bom controlo de ancoragem com a mecânica de deslizamento da ortodontia lingual e os casos que apresentam situações de ancoragem difíceis e com locais de extração pouco usuais podem ser tratados com sucesso com esta técnica.

Altamente eficiente e muitas vezes o tratamento de eleição, o aparelho lingual é agora fácil e corretamente colocado e simplesmente manipulado, proporcionando excelentes resultados de tratamento em tempos de tratamento não superiores aos dos tratamentos labiais. A ortodontia lingual ou aparelhos invisíveis é uma modalidade de tratamento eficiente e legítima que deve fazer parte do arsenal de qualquer clínica ortodôntica moderna, atenciosa e abrangente. Bons resultados e uma aceitação mais generalizada desta forma de tratamento podem ser alcançados não só com braquetes melhorados, fios e tecnologia sofisticada, mas também com exercícios de relações públicas para ganhar os corações e mentes do dentista geral e da população leiga sobre a desinformação que cobre a ortodontia lingual em muitos países.

Alguns dos factores que influenciaram a decisão dos clínicos de praticar ortodontia lingual foram os seguintes: melhoria da estética, diferenciação da prática e maior aceitação dos casos.

Alguns dos factores que influenciaram a decisão do profissional de não praticar a ortodontia lingual foram os seguintes: dificuldades técnicas, disponibilidade de aparelhos alternativos, falta de procura e desconforto do paciente. Aproximadamente 70% dos ortodontistas que não praticam atualmente a ortodontia lingual indicaram que é muito provável que venham a incorporar os aparelhos linguais na sua prática clínica no futuro.

Conclusão Sem educação, ensino e promoção dos nossos aparelhos, seja qual for o design ou o grau de sofisticação deles ou dos nossos protocolos laboratoriais, a Ortodontia lingual não avançará no ritmo que merece, apesar do aumento da população alvo. Assim, finalmente, os processos de tratamento lingual, portanto, devem ser tão simples quanto os labiais, e precisamos nos acostumar a eles. É necessário treinarmo-nos diligentemente e tentarmos proporcionar aos nossos pacientes uma ortodontia invisível, dando-lhes o máximo de conforto e felicidade.

Referências

1. Fujita K. Técnica de braquete multilíngue e arcada em cogumelo. Am J Orthod 1982; 82:120- 40.

2. Hong, Hee, Shon: Uma atualização do suporte de Fujita. J Clin Orthod 16:735-740, 1982.

3. Kurz C, Swartz ML, Andreiko C: Ortodontia lingual: um relatório da situação. 2. Investigação e desenvolvimento. J Clin Orthod 1982; 16:735-40.

4. Echarri.P., Revisitando a história da Ortodontia Lingual: Uma base para o futuro. Semin Orthod 2006; 12:153-159.

5. Kurz, Rafi Romano: Ortodontia lingual: Perspetiva histórica. Hamilton, Canadá, BC Decker, 1998, pp 3-20

6. Poon KC, Taverne AA. Ortodontia lingual: uma revisão da sua história. Aust Orthod J 1998; 15(2):101-4.

7. Kelly VM. JCO/entrevistas com o Dr. Vincent M. Kelly sobre ortodontia lingual. Jornal de ortodontia clínica: JCO. 1982 Jul;16(7):461-76.

8. Scholz RP, Swartz ML. Ortodontia lingual: um relatório de status, parte 3: procedimentos laboratoriais e clínicos da colagem indireta. J Clin Orthod 1982; 16:812-82.

9. Gorman, J.C. e Smith J: Lingual orthodontics: A status report 4 diagnosis and treatment planning: J. Clin. Orthod. 16:255-262, 1982.

10. Raige SF. Uma técnica de fio de luz lingual. J. Clin. Orthod. 1982; 16:534-44.

11. Alexander, C.M.; Alexander, R.G.; Gorman, J.C.; Hilgers, J.J.;Kurz, C.; Scholz, R.P.; e Smith, J.R.: Lingual orthodontics: A status report 5 lingual

mechanotherapy , J. Clin. Orthod. 17:99-115, 1983.

12. Moran KI. Ligadura de aço eficaz para aparelhos linguais. Journal of Clinical Orthodontics: JCO.

1984 Oct 1;18(10):33-7.

13. Diamond M. Visão e isolamento melhorados para a colagem lingual direta da arcada superior. J Clin Orthod 1984; 18:814-815.

14. Smith JR, Gorman JC, Kurz C, Dunn: 12 chaves para o sucesso na terapia lingual. Parte
1. J Clin Orthod 20: 252-261, 1986.

15. Jyen PK. Uma técnica de fio de luz Begg lingual. J Clin Orthod 1986; 20:786-791.

16. Behrents RG, Wendt SL, Fox DM, et al. Uma técnica de transiluminação para colagem lingual. J Clin Orthod 1987; 21:324-325.

17. Creekmore TD: Ortodontia Lingual - o seu renascimento. Am J Orthod Dentofac Orthop 96:120- 137, 1988.

18. Gorman JC, Smith RJ. Comparação dos efeitos do tratamento com aparelhos fixos labiais e linguais. Am J Orthod Dentofac Orthop 1991; 99:202209

19. Echarri.P, Segmental Lingual Orthodontics in Preprosthetic Cases. J Clin Orthod 32:716-719, 1998.

20. Huge, S.A.: The customized lingual appliance set-up service (CLASS) system, em Lingual Orthodontics, R. Romano, B.C. Decker, Londres, 1998, pp. 163-173.

21. Fillion. O sistema de medição de espessura com o programa DALI, em Ortodontia Lingual.

R. Romano, B.C. Decker, Londres, 1998:175-184.

22. Hiro T. e Takemoto, K.: Melhoria do sistema de colagem indireta com núcleo de resina no tratamento ortodôntico lingual J. Jap.Orthod. Soc. 57:83-91, 1998.

23. Takemoto K, Scuzzo G: Implementação da técnica HIRO para colagem indireta lingual. Clin Impress 12:7-13, 2003.

24. Rummel V, Wiechmann D, Sachdeva RC: Acabamento de precisão em ortodontia lingual. J Clin Orthod, 1999 Mar, 33:101-113.

25. Neumann G, Holtgrave E: Braquetes autoligáveis em ortodontia lingual. J Ling Orthod 1999 Oct,1:1912. .

26. Caniklioglu MC, Ozthrk Y. Guray bite raiser: seu uso clínico no tratamento ortodôntico lingual. Jornal de Ortodontia Lingual. 2002 Sep 1;2(3).

27. Ling PH. Ortodontia lingual: história, equívocos e esclarecimentos. J Can Dent Assoc. 2005 Feb 1;71(2):99-102.

28. Geron S: O gabarito de braquete lingual. J Clin Orthod 33:457- 463, 2000.

29. Kim T, Bae GS, Cho J. Novo método de colagem indireta para ortodontia lingual - O sistema de núcleo de resina conversível é introduzido. Journal of Clinical Orthodontics. 2000;34(6):348-50.

30. Park YC, Choy K, Lee JS, Kim TK. A mecânica do braço de alavanca na ortodontia lingual. Journal of clinical orthodontics: JCO. 2000 Oct 1;34(10):601-5.od.

31. Cacciafesta V, Sfondrini MF, Norcini A, Macchi A. Compósitos reforçados com fibras em ortodontia lingual. Journal of Clinical Orthodontics. 2005 Dec 1;39(12):710.

32. Grauer e Proffit Precisão no posicionamento dos dentes com um aparelho ortodôntico lingual totalmente personalizado Am J Orthod Dentofacial Orthop 2011; 140:433-43.

34. Takemoto K, Scuzzo G. O conceito de fio reto na ortodontia lingual. Journal of clinical orthodontics: JCO. 2001 Jan;35(1):46-52.

35. Lee JS, Park HS, Kyung HM: Ancoragem de microimplantes para tratamento lingual de uma má oclusão esquelética de Classe II. J Clin Orthod 35:643-647, 2001

36. Macchi A, Tagliabue A, Levrini L, et al: Braquetes linguais autoligáveis Philippe. J Clin Orthod 36:42-45, 2002.

37. Goren S, Zoizner R, Geron S, Romano R: Ortodontia lingual (LO) versus ortodontia vestibular (BO): aspectos biomecânicos e clínicos. J Lingual Orthod .2002,Jan ,3:1-7,.

38. Kyung HM, Park HS, Sung JH. O posicionador de braquetes em cogumelo para ortodontia lingual. Jornal de Ortodontia Clínica: JCO. 2002 Jun;36(6):320-8.

39. Melsen B, Biaggini P. O Ray Set: uma nova técnica para uma colagem indireta precisa. Journal of Clinical Orthodontics: JCO. 2002 Nov 1;36(11):648-54.

40. Hohoff A, Seifert S, Fillion D, Stamm T, Heinecke A, Ehmer U.; Desempenho da fala em pacientes ortodônticos linguais medido por sonagrafia e análise auditiva. Am J Orthod DentofacialOrthop 2003; 123:146-52.

41. Wiechmann D, Rummel V, Thalheim A, Simon JS, Wiechmann L. Braquetes e fios personalizados para tratamento ortodôntico lingual. Revista americana de ortodontia e ortopedia dento-facial. 2003 Nov 1;124(5):593-9.

42.Silvia Geron, Vardimon : Seis chaves de ancoragem utilizadas na mecânica de deslizamento ortodôntico lingual World J Orthod 2003;4:258-26.

43. Hohoff A, Stamm T, Goder G, Sauerland C, Ehmer U, Seifert E. Comparação de 3 aparelhos linguais colados através de análise auditiva e avaliação subjectiva. Am J Orthod Dentofacial Orthop 2003; 124:737-45

44. Echarri P, Kim TW. Bandejas de transferência dupla para colagem indireta. Journal of clinical orthodontics: JCO. 2004 Jan;38(1):8-13.

45. Geron S, Romano R, Brosh T. Forças verticais na ortodontia vestibular e lingual aplicadas nos incisivos superiores - uma abordagem teórica. The Angle Orthodontist. 2004 Abr 1;74(2):195-201.

46. Kyung HM, Park HS, Bae SM, Sung JH, Kim IB. O sistema de fio liso lingual com ancoragem de microimplantes. Journal of clinical orthodontics: JCO. 2004 Jul 1;38(7):388- 95.

47. Park JH, Lee YK, Lim BS, Kim CW. Forças de atrito entre braquetes linguais e fios medidos por um testador de atrito. The Angle Orthodontist. 2004 Dec 1;74(6):816-24.

48. Kawakami M, Miyawaki S, Noguchi H, Kirita T. Implantes do tipo parafuso utilizados como ancoragem para a mecânica ortodôntica lingual: um caso de protrusão bimaxilar com extração do segundo pré-molar. The Angle Orthodontist. 2004 Oct 1;74(5):715-9.

49. Geron S. Considerações sobre ancoragem em ortodontia lingual. InSeminars in Orthodontics 2006 Sep 1 (Vol. 12, No. 3, pp. 167-177). WB Saunders.

50. Mujagic M, Fauquet C, Galletti C, Palot C, Wiechmann D, Mah J. Conceção e fabrico digital do sistema de brackets para cuidados linguais. Journal of Clinical Orthodontics: JCO. 2005 Jun 1;39(6):375-82.

51. Caniklioglu C, Ozturk Y. Desconforto do paciente: Uma comparação entre aparelhos fixos linguais e labiais. Angle Orthod 2005; 75:86-91.

52. Park HS. Um arco transpalatino assistido por mini-parafuso para uso em ortodontia lingual. Journal of Clinical Orthodontics: JCO. 2006 Jan 1;40(1):12-6.

5 3.Shpack N, Geron S, Floris I, Davidovitch M, Brosh T, Vardimon AD.

Colocação de brackets em sistemas lingual vs labial e colagem direta vs indireta. The Angle Orthodontist. 2007 May 1;77(3):509-17.

54. do Lago Prieto MG, Ishikawa EN, Prieto LT. Um sistema de transferência indireta guiada por sulco para braquetes linguais. Journal of clinical orthodontics: JCO. 2007 Jul;41(7):372- 6.

55. Wiechmann D, Schwestka-Polly R, Hohoff A. Aparelho de Herbst em ortodontia lingual. Jornal americano de ortodontia e ortopedia dento-facial. 2008 Sep 1;134(3):439- 46.

56. Amm EW. A mola de abertura bi-helix para ortodontia lingual. Journal of clinical orthodontics: JCO. 2010 Oct;44(10):617-20.

57. Lombardo, scuzzo G, Takemoto K, Takemoto Y, e Takemot A. Uma nova técnica de Straightwire lingual, J Clin Orthod 44: 114-23, 2010.

58. Demling A, Demling C, Schwestka-Polly R, Stiesch M, Heuer W. Shortterm influence of lingual orthodontic therapy on microbial parameters and periodontal status: a preliminary study. Angle Orthodontist. 2010 May 1;80(3):480-4.

59. Fillion D. Tratamento com fio reto lingual com o sistema Orapix. J Clin Orthod.
2011 Sep 1;45(9):488-97.

60. Ye N, Li J, Zhang K, Yang Y, Lai W. THE CUTTING EDGE - Computer-Aided Design of a Lingual Orthodontic Appliance Using Cone-Beam Computed Tomography - O design e o fabrico assistidos por computador são utilizados para fabricar brackets e posicionadores personalizados. Jornal de Ortodontia Clínica. 2011;45(10):553.

61. Gilbert A. Um robot de dobragem de fio em consultório para ortodontia lingual. Journal of Clinical Orthodontics. 2011 Abr 1;45(4):230.

62. do Lago Prieto MG, Gimenez CM, Prieto LT. Tratamento da Classe II adulta utilizando um novo braquete lingual e ancoragem esquelética. Journal of clinical orthodontics: JCO.
2012 Mar;46(3):175-84.

63. Khattab TZ, Farah H, Al-Sabbagh R, Hajeer MY, Haj-Hamed Y. Desempenho da fala e deficiências orais com aparelhos ortodônticos linguais e labiais na primeira fase do tratamento fixo: um estudo controlado aleatório. The Angle Orthodontist. 2013 May 1;83(3):519- 26.

64. Pablo Echarri; Ortodontia Lingual: Seleção de pacientes e considerações de diagnóstico Semin Orthod 2006; 12:160-166.

65.Scuzzo G. Ortodontia invisível: conceitos e soluções actuais em ortodontia lingual

ortodontia. (Sem título). 2003 Jan.

66. Romano R. Conceitos sobre o controlo dos dentes anteriores com o aparelho lingual. In Seminários em Ortodontia 2006 Set 1 (Vol. 12, No. 3, pp. 178-185). WB Saunders.

67. Romano R. Ortodontia Lingual: BC Decker. 1998.

68. Komori A, Fujisawa M, Iguchi S. KommonBase para uma colagem direta precisa de brackets ortodônticos linguais. International orthodontics. 2010 Mar 1;8(1):14-27.

69. Geron S. Considerações sobre ancoragem em ortodontia lingual. InSeminars in Orthodontics 2006 Sep 1 (Vol. 12, No. 3, pp. 167-177). WB Saunders.

70. Hilgers JJ. Bios: uma evolução do suporte, uma revolução dos sistemas. Clin Impress. 1996;4:8-14.

71. McLaughlin RP, Bennet JC. Controlo da ancoragem durante o nivelamento e alinhamento com um sistema de aparelhos pré-ajustados. J Clin Orthod 1991; 25:687-696.

72. Gianelly AA, Bednar JR, Dietz VS. Uma técnica bidimensional edgewise. Journal of Clinical Orthodontics: JCO. 1985 Jun 1;19(6):418- 21.

7 3.Scuzzo G. Ortodontia lingual: uma nova abordagem utilizando o sistema lingual Stb light e o fio reto lingual. (Sem título). 2010.

74. Kyung HM. O uso de microimplantes no tratamento ortodôntico lingual. Em Seminários em Ortodontia 2006 Set 1 (Vol. 12, No. 3, pp. 186-190). WB Saunders.

75. Geron S. Acabamento com aparelhos linguais, problemas e soluções. Em Seminários em Ortodontia 2006 Set 1 (Vol. 12, No. 3, pp. 191-202). WB Saunders.

76. McCrostie HS. Ortodontia lingual: o futuro. InSeminars in Orthodontics 2006 Sep 1 (Vol. 12, No. 3, pp. 211-214). WB Saunders.

77. Proffit WR, Fields H, Larson B, Sarver DM. Contemporary Orthodontics-EBook: Ortodontia Contemporânea. Elsevier Ciências da Saúde; 2018 Ago 6.

7 8.. Graber, Vig: Ortodontia, princípios e técnicas actuais 5ª edição Elsevier Health Sciences; 2018.

79. Huh HH, Chaudhry K, Stevens R, Subramani K. Practice of lingual orthodontics and practitioners' opinion and experience with lingual braces in the United States. Jornal de Odontologia Clínica e Experimental. 2021 Aug;13(8): e789.

80. Kothari J. Ortodontia lingual digital e personalizada: O próximo passo. Journal of Indian Orthodontic Society. 2016 Dec;50(4_suppl1):33-43.

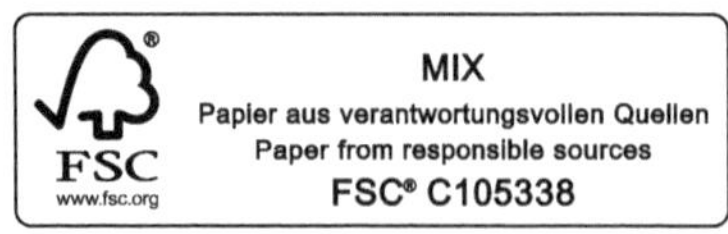

Printed by Books on Demand GmbH, Norderstedt / Germany